RAUS AUS DER
SUCHTFALLE LEBENSMITTEL

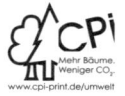

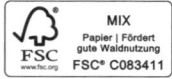

Dr. Iris Zachenhofer, Dr. Shird Schindler:
Raus aus der Suchtfalle Lebensmittel

Alle Rechte vorbehalten
© 2024 edition a, Wien
www.edition-a.at

Cover: Bastian Welzer
Satz: Bastian Welzer

Gesetzt in der Premiera
Gedruckt in Deutschland

1 2 3 4 5 — 27 26 25 24

ISBN: 978-3-99001-722-7

Dr. Iris Zachenhofer
Dr. Shird Schindler

Raus aus der
SUCHTFALLE
LEBENSMITTEL

Suchtpotenzial erkennen.
Selbstbestimmt essen.
Gewicht reduzieren.

edition a

INHALT

Eine Amerikareise und ihre Folgen

»Mega!«, rief meine Freundin Marion ins Telefon, als ich ihr von meiner bevorstehenden Hawaii-Reise erzählte. In Gedanken trug ich schon Tropenbikini und Sarong und saß vor einer Açai-Bowl, Kokoswasser und frischen Früchten in einer Strandbar. Im Reiseführer hatte ich von den vielen tropischen Früchten gelesen, die auf Hawaii wuchsen. Ananas, Papayas, Bananen und auch einige mir Unbekannte wie Brotfrüchte oder Wasserkastanien. Bestimmt gab es nette Bäckereien, wo ich den berühmten Kona-Kaffee trinken und frisch gebackene Macadamianuss-Cookies oder Bananenbrot essen konnte. »Vergiss nicht«, unterbrach Marion meine Gedanken, »Hawaii ist Teil der USA. Da wirst du amerikanische Lebens- und Essensgewohnheiten vorfinden.«

Marion sieht immer gleich alles so negativ, dachte ich. Ja, sicher gehörte Hawaii zu den USA, aber was hieß das schon? Die Inselkette lag mehrere tausend Kilometer vom amerikanischen Festland entfernt im Pazifischen Ozean. Was sollte das tropische Paradies da noch mit amerikanischen Ernährungsgewohnheiten zu tun haben? Selbst wenn es dort vereinzelt Fastfood-Lokale für Festland-Amerikaner gäbe, wäre mir das egal. Wahrscheinlich würde ich die in der Reichhaltigkeit des tropischen Essens gar nicht bemerken.

Ich war noch nie in den USA gewesen, und das hatte seine Gründe. Ich reise am liebsten in Länder, die meiner Heimat Österreich irgendetwas voraushaben, beim Essen zum Beispiel oder bei der Eleganz der Kleidung. Deshalb fuhr ich am liebsten nach Frankreich oder Italien. Ich hatte bisher keine Lust verspürt, meine wenigen Urlaubstage in der Heimat von McDonald's und Starbucks zu verbringen. Nun hatte sich aber relativ kurzfristig die Möglichkeit ergeben, eine Kollegin, die auf Hawaii lebte, zu besuchen, um gemeinsam mit ihr an einer medizinischen Studie zu arbeiten.

Beim Immigration-Schalter in Los Angeles stellte der Officer die üblichen Fragen, die ich schon aus den Internetforen kannte: Warum besuchen Sie die USA? Wo übernachten Sie? Wie lange bleiben Sie? Ich folgte den Empfehlungen, freundlich zu sein und Scherze über geplante Attentate zu unterdrücken, und fragte mich, was der Mann sich eigentlich einbildete. Hier gab es wahrscheinlich das schlechteste Essen weltweit und dazu ein denkbar mieses Gesundheitssystem. Wie konnte er annehmen, dass ich jemals freiwillig hierbleiben würde?

Als ich schließlich erleichtert zur Gepäckausgabe ging, dachte ich an die vor mir liegenden Tage und ihre kulinarischen Besonderheiten. Marions Warnungen schob ich beiseite, schließlich hatte ich es bisher noch immer geschafft, aus den einfachsten Zutaten leckere und vollwertige Gerichte zu kochen. Ich brauchte auch nicht viel Luxus. Wenn nötig, würde ich Früchte, Reis und Fisch essen. Die USA und deren Ernährungsprobleme würden mir also nichts anhaben können, dachte ich.

Ich kam schneller am Boden der amerikanischen Ernährungs-Wirklichkeit an, als McDonald's-Pommes lau und schlapp werden. Voller Ankunfts-Euphorie ging ich zum Gate für den Weiterflug nach Honolulu. Gespannt, wer noch so die Maschine nehmen würde, hielt ich Ausschau nach tropischen Schönheiten, athletischen Surfern und verträumten Schnorchlern. Vielleicht würde mich ja sogar einer dieser Kanuten, die sich auf Trips mit den traditionellen Outrigger-Kanus begaben, oder der eine oder andere Hawaiianer mit polynesischen Tattoos begleiten. Beim Gate schaute ich dreimal auf die Anzeige, um mich zu vergewissern, dass ich wirklich richtig war. Denn Schönheiten, Surfer oder Schnorchler gab es hier definitiv keine. Stattdessen Fluggäste, die geschätzte 150 Kilo auf die Waage brachten und sich wie zerfließende Quallen auf zwei bis drei Sitzplätzen ausbreiteten. Keine Spur von Aloha oder relaxtem Strandleben. Ich kam mir eher vor wie beim Casting für die nächste Staffel der Abnehm-Show »The Biggest Loser«.

Meine Mitreisenden schaufelten auch noch pausenlos Essen in sich hinein und tranken aus Bechern in der Größe von Popcorneimern, als wären sie kurz vor dem Verhungern oder Verdursten. Das spiegelte sich auf dem Fußboden wider, der dem Asphalt nach einem Straßenfest ähnelte. Er war übersät mit leeren Pappbechern, ausgestreutem Popcorn, Chipsbröseln, leeren Burger-Verpackungen und zerknüllten Servietten.

Träge schoben sich diese adipösen Menschen schließlich ins Flugzeug, wo sie reglos in ihren Sitzen verharrten, als hätte sie jemand abgeschaltet. In Bewegung kamen sie erst wieder, als die Stewardessen Chips und Cracker austeilten. Danach fischten sie mit affenartiger Behändigkeit.

Die üblen Vorahnungen, die ich dabei entwickelte, be-
stätigten sich nach unserer Landung. Die USA hatten die
Inseln mit ihrem Lebensstil vollkommen vereinnahmt.
Ich sah so dicke Menschen und so dermaßen unförmige
Körper wie in Europa noch nie zuvor.

Als wir das erste Mal an einen der wunderschönen
Strände von Oahu kamen, musste ich unwillkürlich an
die dramatischen Bilder von Umweltschutzorganisatio-
nen denken, die hunderte gestrandete Wale an den Küs-
ten von Australien oder Neuseeland zeigten. Auch hier
lagen enorme Fleischberge am Strand. Allerdings waren es keine Wale, sondern Menschen, erkennbar vor allem an den Kühltaschen, die jeweils neben ihnen standen, obwohl in ein paar Stunden am Strand niemand
verhungert wäre, schon gar nicht mit 150 Kilogramm
Substanz.

Während ich meine Blicke umherschweifen ließ, fielen
mir Patienten unserer Entzugsstation ein, die so große
Angst vor Entzugsbeschwerden hatten, dass sie bei der
Aufnahme »sicherheitshalber« Drogen auf die Station
zu schmuggeln versuchten. Diese Menschen hier waren
genauso süchtig, allerdings nach Essen, und hatten anscheinend dieselbe Angst vor Entzugsbeschwerden, wenn
sie mal zwei oder drei Stunden fern eines Kühlschranks,
einer Imbissbude oder eines Restaurants waren.

Da ich bei meiner Kollegin wohnte, konnte ich in ihrer Küche kochen. Ich wollte einfache Speisen zubereiten, die vor sich hinköcheln konnten, während wir an
unserer Studie arbeiteten. So hatte ich mir das zumin-

dest vorgestellt. Sicherheitshalber hatte ich für den Start Olivenöl, Kräuter der Provence, ein großes Stück Parmesan, Pinienkerne und sogar dunkle Schokoladenkuvertüre mitgebracht. Die Grundnahrungsmittel würde ich ohnehin überall bekommen, hatte ich bei der Abreise gedacht. Doch da hatte ich noch keine Ahnung davon gehabt, wie weit die Produkte in den Supermärkten hier von den Lebensmitteln, die ich kannte, entfernt waren.

Als ich das erste Mal einen der amerikanischen Supermärkte betrat, fühlte ich mich eher wie in einem riesigen Spielwarengeschäft. Alles war quietschbunt, und die Verpackungsgrößen entsprachen den Kartons von Playmobil-Häusern. Derart gigantische Mengen gibt es bei uns am ehesten im Fachhandel für Gastronomie.

Zunächst belächelten wir diese bizarren Nahrungsmittel und fühlten uns wie in einem Museum der Kuriositäten. Eine blau gefärbte Tiramisu-Torte. Ein Fünfliterkanister Milch, mit dem sich wahrscheinlich ein Kalb füttern ließ. Chips-Packungen so groß wie meine Müllsäcke daheim.

Mit einem Einkaufswagen, der fast die Maße eines Schiffscontainers hatte, durchforschte ich die Gänge nach etwas, was mir essbar erschien. Vergeblich. Nirgends zuvor hatte ich dermaßen künstlich und ungenießbar wirkende Lebensmittel gesehen. Sogar Grundnahrungsmittel wie Mehl und Reis waren aromatisiert. Jede Milch war mit Vitaminen angereichert oder entfettet oder beides. Brot und Kuchen gab es nur in Plastik, dafür aber in Regenbogenfarben.

Das Gemüse ähnelte eher dem Plastik- oder Holzgemüse in einer Spielzeugküche: hart, geruchs- und wohl auch geschmacklos sowie optisch vollkommen ident und makellos. Für mich war es kaum vorstellbar, solches Zeug zu essen. Immerhin erklärte es die Fünfliterkanister French-, Farmers- oder Bluecheese-Dressings, die in der Gemüseabteilung standen. Diese Tomaten, Gurken und Paprikas waren dermaßen fad, dass sie nur darin ertränkt genießbar waren.

Nach langem Suchen fand ich einen Supermarkt, in dem es auch nicht aromatisierte Milchprodukte gab. Die waren dafür astronomisch teuer. Nahrungsmittel guter Qualität waren anscheinend auch das Einzige, was die amerikanischen Supermärkte nicht in Riesenpackungen anboten. Mascarpone oder Ziegenkäse befanden sich vielmehr in Dosen wie eine Augencreme von Chanel oder eine Nachtcreme von La Mer.

In den kommenden Tagen kauften wir Obst, Gemüse und Fisch in Chinatown, einem historischen Stadtviertel von Honolulu, und suchten auf den Farmers' Markets danach. Doch nach Chinatown zu fahren, war jedes Mal ein tagesfüllender Ausflug, und auf den Farmers' Markets boten die meisten Stände nur Smoothies, schokoladeüberzogene Macadamianüsse und kleingeschnittenes Obst für Touristen an.

Ich hatte letztendlich keine Chance, mich gegen die hochverarbeiteten Lebensmittel aus amerikanischer Industrieproduktion zu wehren. Es war, als würde ich in dieser Junk-Flut ertrinken. Irgendwann fehlte mir die

Energie, dagegen anzukämpfen, und ich gab auf. Ich hatte genug von den Tagesausflügen nach Chinatown und den japanischen Touristen auf den Farmers' Markets, die kleingeschnittene Ananas aßen und Kokoswasser aus der Dose tranken. Auch die Suche nach hawaiianischen Spezialitäten gab ich auf. Denn Kalua Pig, den zarten Schweinebraten, Musubi, den mit Fisch oder Fleisch garnierten zusammengepressten Reis, oder das aus gegarten, zerdrückten Wurzeln bestehende Poi existierten offenbar vor allem auf Internetseiten. Ich beugte mich den Schokocroissants in der Größe von Brotlaiben, den Zweikilopackungen Frühstücksflocken und den Milchfässern aus dem Kühlregal. Der amerikanische Esskultur-Imperialismus hatte gewonnen.

Von da an ließ ich mich mitreißen und ging in der Flut unter wie eine Tomate im Farmers-Dressing. Wie alle um mich herum schob ich ständig irgendetwas in mich hinein. Geregelte Essenszeiten gab es nicht mehr, was keine Rolle spielte, da die Restaurants ohnehin durchgehend Hauptmahlzeiten anboten. Anfangs fantasierte ich noch von frischem Sauerteigbrot und knusprigem Baguette, von Rispentomaten, Weintrauben und frischen Feigen, aber letztendlich gewöhnte ich mich an künstliche türkisblaue Cookies, an Kuchen in Regenbogenfarben und an Hotdogs aus dem Karton.

Mein Körper reagierte binnen Tagen. Er fühlte sich immer schwammiger und weicher an, wie die Brötchenhälften eines billigen Burgers. Es fiel kaum auf, denn ich trug weite Sommerkleider, und auf den Stränden war ich zwischen den vielen Übergewichtigen noch immer eine der Schlanksten. Auch wenn ich unversehens einige Kilo mehr hatte, gehörte ich zwischen all den 150-Kilo-Menschen, die einen bei Walmart mit ihrem Elektromobil fast überrollten, zu den Fliegengewichten.

Das eigentliche Drama dieser Selbstaufgabe wurde mir nach mehreren Wochen Hawaii gleich nach meiner Heimkehr klar. In Wien lösten sich meine neuen Ernährungsgewohnheiten und meine zusätzlichen Kilos nicht einfach wieder in Luft auf. Ich war zwar wieder in einem Land, in dem es hervorragende Lebensmittel nicht nur in sündteuren Luxusrestaurants gab, trotzdem ließ ich mich als Erstes aufs Sofa fallen und verschlang alle Schokolade-Nikoläuse, die vom Advent übrig waren.

Dabei blieb es nicht. In den Supermärkten gab es gerade Weihnachtsschokolade von Lindt, Milka oder After Eight im Abverkauf, und ich nahm die Schoko-Engel, -Christkinder, -Christbaumkugeln und -Glocken gleich dazu. Sogar eine Packung Eulen aus Schokolade war dabei. Der Preis war niedrig, und nach dem Reisestress hatte ich mir das verdient, lautete meine Rechtfertigung.

Manches war wieder wie früher. Ich kaufte ein und kochte wie vor der Reise, und auch die Essenszeiten pendelten sich wieder ein. Aber da war etwas Neues, etwas, was fremd und seltsam war. Ich hatte nie mehr das Gefühl, richtig satt zu sein, und musste ständig an Essen denken. Oft ging ich nach dem Mittagessen zum Supermarkt, umkreiste die Backwaren wie eine Drogensüchtige und kaufte schließlich fast jeden Tag etwas Süßes. Immer wieder aß ich zwischendurch, vormittags, am Nachmittag zum Kaffee oder am Abend vor dem Laptop.

Anfangs dachte ich noch, ich sei etwas daneben vom Jetlag, oder es läge an der vielen liegengebliebenen Arbeit, die ich nun nachholen musste. Aber die Wochen vergingen, meine Ausreden wurden hinfällig, und meine amerikanischen Essgewohnheiten blieben ebenso wie die Sarongs, die Hawaii-Barbies und die Haarspangen mit Frangipaniblüten, die ich als Souvenirs mitgebracht hatte.

Zunächst war ich noch davon überzeugt, ich würde mir dieses üble Verhalten ganz von selbst wieder abgewöhnen, aber das geschah nicht. Irgendetwas schien mit meinem Gehirn passiert zu sein. Es kam mir vernebelt vor, meine Gedanken waren eingetrübt und unklar. Was war nur los mit mir? Ich kannte mich so nicht. Mir war klar, dass hochverarbeitete Lebensmittel auf Dauer nicht gut für mich wären, aber mit dieser nachhaltigen Wirkung nach einem doch vergleichsweise kurzen Ausflug in ihre Welt hatte ich nicht gerechnet.

Bald konnte ich meine Gewichtszunahme nicht mehr schönreden, denn statt Strandkleidern trug ich Jeans, die gewaltig spannten, und meine taillierten Kleider kamen mit meiner neuen Figur sowieso nicht mehr infrage. Meine Laune war im Keller, und trotzdem schaffte ich es nicht, etwas zu verändern. Die Kilos klebten an mir wie die die Karamellsauce an einem Softeis.

Im Frühling, es war bereits die Zeit der Schokolade-Osterhasen, bereitete ich mit meinem Kollegen Shird einen Vortrag zum Thema »Die Gier nach Essen – kann Essen zur Sucht werden?« vor. Ich saß gerade mit dem Laptop auf dem Sofa, als ich über einen Selbsttest stolperte, den wir zu diesem Thema einmal entwickelt hatten. Die zentrale Frage lautete: Wie stark ist Ihr Essen von Suchtverhalten geprägt?

Langsam scrollte ich die Fragen durch und trug gleich meine Antworten ein:

- Ich kann nicht mehr aufhören zu essen, wenn ich einmal angefangen habe (oft).
- Ich verliere die Kontrolle und esse zu viel (oft).
- Ich habe das Gefühl, dass ich die ganze Zeit nur Essen im Kopf habe (immer).
- Wenn ich ein Hungergefühl spüre, plane ich sofort, tatsächlich etwas zu essen (immer).
- Ich habe nicht die Willenskraft, meinen Essensgelüsten ernsthaft zu widerstehen (immer).
- Wenn ich ein Hungergefühl verspüre, denke ich so lange ans Essen, bis ich tatsächlich etwas esse (immer).

Fassungslos schaute ich auf mein Ergebnis. Es attestierte mir »sehr starkes Verlangen« und »hohes Suchtpotenzial«. Damit hatte ich schwarz auf weiß, wie abhängig ich von bestimmten Nahrungsmitteln geworden war.

Ich lehnte mich auf dem Sofa zurück und überlegte. Langsam lichtete sich dabei der Nebel in meinem Kopf und meine Gedanken klärten sich. Es war, als würde ich an einer unbekannten Krankheit mit vielen Beschwerden leiden, wäre von Arzt zu Arzt gelaufen und hätte nun endlich eine Diagnose. Was sich gut anfühlte, denn so würde auch eine Therapie möglich sein.

Die Diagnose lautete: Ich hatte ein süchtiges Essverhalten entwickelt. Im Grunde, gestand ich mir ein, handelte es sich bei der seltsamen Veränderung in meinem Leben um eine Suchterkrankung, und damit konnte ich umgehen. Dafür war ich ausgebildet, und damit verdiente ich mein Geld, nur hatte ich es üblicherweise nicht mit Menschen zu tun, die nach Essen süchtig waren.

Bloß, welchen Plan sollte ich mir machen, und was genau konnte ich tun, um dem Ganzen mehr Sinn zu geben? Was konnte ich all den anderen Menschen sagen, die naiv wie ich in die von der Lebensmittelindustrie teilweise bewusst und gezielt aufgestellten Suchtfallen getappt waren?

Was dieses Buch
für Sie tun kann

Etwa zur Zeit meines Hawaii-Aufenthalts sah ich eine fast vierstündige Doku über das legendäre Woodstock-Festival im Jahr 1969. Zwanzig Kameraleute hatten dafür rund hundert Stunden Filmmaterial aufgenommen. Während ich die Lieder und die Stimmung der 1970er-Jahre auf mich wirken ließ, fiel mir etwas auf: Keiner der geschätzten 400.000 Festival-Besucher war übergewichtig. Auch kein Künstler, niemand vom Bühnenbau und keiner der Anrainer, die zu Wort kamen. Alle waren schlank und wirkten beweglich, obwohl es sich um Amerikaner handelte.

Dabei hatten die damaligen Hippies anderes zu tun, als jeden Tag zu joggen. Jane Fonda eroberte erst zwölf Jahre später in Leggings, engem Body und heißen Stulpen mit ihrem »Jane Fonda Workout«-Video die Wohn- und Turnzimmer, Fitnesscenter waren noch ein Minderheitenprogramm, und von einer Dauerbeschallung mit Fitnesstipps wie heute in den klassischen und sozialen Medien konnte ohnedies noch keine Rede sein.

Warum waren dann all diese Menschen so rank und schlank? Ganz einfach, dachte ich: Es gab noch keine hochverarbeiteten Lebensmittel. Zum ersten Mal hatte ich damals den Gedanken, dass die weltweite Ausbreitung des Übergewichts auch für mich als Suchtmedizinerin relevant sein könnte.

Das Problem mit der Evolutionsbiologie

In den Jahrzehnten seit Woodstock haben sich die Lebensmittel grundlegend verändert. Waren sie damals noch weitgehend naturbelassen und frei von künstlichen Inhaltsstoffen, entstehen ihre Rezepte längst nicht mehr in Küchen, sondern in Labors, und ihre genauen Zutaten auseinanderzuklamüsern, erfordert meist chemische Expertise.

Wir sehen auf einer Cracker-Verpackung eine schöne rote Paprika, und vielleicht ist sogar noch »bio«, »mit wertvollen Omega-3-Fettsäuren« oder »vegan« aufgedruckt. Derlei gibt uns das Gefühl, in den Genuss der besten Ernährung aller Zeiten zu kommen. Tatsächlich ist es aber eher die schlechteste, und vor allem ist sie gemein: Denn die Lebensmittel sind absichtlich exakt so entworfen, dass wir mit dem Essen möglichst nicht mehr aufhören können.

Der Forschungsstand dazu ist eindeutig, hinlänglich beschrieben und wurzelt in der Evolutionsbiologie: Im Sinne unseres Überlebens war es entscheidend, dass wir an Kohlenhydrate und Fett kommen. Denn Kohlenhydrate, zu denen Zucker zählt, sind schnelle Energielieferanten, und Fett versorgt unseren Körper längerfristig mit Energie.

In den Jahrzehntausenden des Mangels gewöhnte sich unser Gehirn deshalb an, die Aufnahme von beidem mit massiven Ausschüttungen des Glückshormons Dopamin zu belohnen. Im Sinne der Erhaltung unserer

Art sagt uns unser Gehirn seither auf diese Weise: Wenn Kohlenhydrate und Fett da sind, dann iss, so viel du kannst, und ich sorge dafür, dass du entspannt, beruhigt und glücklich bist.

Bei Ratten läuft es genauso. Versuche haben gezeigt, dass ihre Fresslust bei Lebensmitteln mit vielen Kohlenhydraten und viel Fett am größten ist. Forschende stellten fest, dass sich Ratten konkret bei Nahrungsmitteln, die zu fünfzig Prozent aus Kohlenhydraten und zu 35 Prozent aus Fett bestehen, vergessen. Dann ist ihre Gier am größten. Die perfekte Kombination aus Kohlenhydraten und Fett löst im Belohnungszentrum der Ratten- und Menschengehirne einen Suchteffekt aus.

Da sich Lebensmittelhersteller nichts Besseres wünschen können als Kunden, die gar nicht mehr mit dem Essen ihrer Produkte aufhören können, dachten sie nach: Wie lässt sich das ausnützen? Die Natur gab keine Antwort auf diese Frage. Sie bringt keine Lebensmittel mit der gewünschten Zusammensetzung hervor. Natürliche Lebensmittel enthalten entweder Kohlenhydrate oder Fett, aber kaum beides.

Damit schlug die Stunde der Lebensmitteltechniker, die nach inzwischen jahrzehntelanger Forschung ganz genau wissen, welche Zutaten in welcher Zusammensetzung und mit welchen Spezifikationen welche Aktivitäten in welchen Hirnarealen auslösen. Sie wissen, was die stärksten Dopaminausschüttungen bewirkt, und nützen dieses Wissen konsequent und professionell. Nicht nur bei Chips, Fertigpizza oder Keksen, sondern auch bei Brot, Milchprodukten und Tiefkühlgemüse.

Essen, das süchtig macht? Für die Lebensmittelkonzerne ist das perfekt, und wer will ihnen einen Vorwurf machen? Sie müssen so arbeiten, um im Konkurrenzkampf ihrer Branche mithalten zu können. Würden sie aus ethischen Gründen darauf verzichten, würden sie in Schönheit untergehen.

Sucht-Tricks aus dem Labor

Die weiß bemäntelten Männer und Frauen in den Laborküchen der Konzerne befassen sich dabei längst mit mehr als dem richtigen Verhältnis von Kohlenhydraten und Fett. Sie arbeiten etwa auch mit der Geschwindigkeit, mit der Lebensmittel Kohlenhydrate und Fette freisetzen. Denn je schneller sie das tun, desto höher ist ihr Suchtpotenzial.

In der Suchtmedizin ist dieses Phänomen bekannt. Wir wissen, dass das Suchtpotenzial von Drogen umso höher ist, je schneller sie auf das Gehirn wirken. Dabei geht es oft um die Art des Konsums. Intravenös wirkt besonders schnell, und im Fall von Nikotin haben Zigaretten einen höheren Suchteffekt als Pflaster, die das Nikotin nur langsam über die Haut im Körper freisetzen.

Dass Zucker unter den Kohlenhydraten am schnellsten auf das Gehirn wirkt, ist klar. Deshalb ist er überall in großen Mengen drin, in Saucen, in Milchprodukten, im Brot oder im Obst und Gemüse aus der Dose.

Ballaststoffe und Fasern verlangsamen die Aufnahme von Kohlenhydraten und Fett im Körper, weshalb die Industrie beides nach Möglichkeit reduziert.

Und natürlich geht es den Lebensmitteltechnikern immer um die richtige Dosierung von Salz. So viel wie möglich, lautet ihr Auftrag, und im Grunde ist das grausam. Denn Salz macht definitiv süchtig, ganz ähnlich wie Drogen. Forschende haben entdeckt, dass Salz und Drogen die gleichen Gene im Gehirn beeinflussen.

Auch hier ist die Evolutionsbiologie die Basis. Unser Instinkt, Salz zu brauchen, entwickelte sich vor mehr als hundert Millionen Jahren. »Das Leben kommt aus dem Wasser, und die Evolution hat das Salz von Anfang an als wichtige Überlebensstrategie herausgebildet«, sagt der Neurobiologe Wolfgang Liedtke, der dieses Thema an der *Duke University* im britischen Durham beforschte.

Charakteristischerweise enthalten hochverarbeitete Nahrungsmittel neben der maximal süchtig machenden Kombination aus Kohlenhydraten (Zucker) sowie Fett und Salz Inhaltsstoffe, die sich allesamt nicht in unseren Küchenschränken finden. Farbstoffe für ein besseres Aussehen, künstliche Aromen für einen besseren Geschmack oder etwa Emulgatoren, die dafür sorgen, dass sich das Fett nicht absetzt.

Einige davon haben ebenfalls ganz klar den Sinn, das Suchtpotenzial der betreffenden Lebensmittel zu erhöhen. Die Lebensmitteltechniker wenden dabei den gleichen Trick an, der auch bei Mentholzigaretten funktioniert: Das Menthol steigert als Zusatzstoff die Ausschüttung von Dopamin im Gehirn, weshalb es in den USA auch Zigaretten gibt, die mit Zucker oder Kakao aromatisiert sind. Der Wirkmechanismus von Geschmacksverstärkern in hochverarbeiteten Lebensmitteln ist ähnlich. Auch sie wirken auf unser Belohnungszentrum.

Ashley Gearhard, die an der *University of Michigan* ein Forschungs- und Behandlungszentrum zu Ernährung und Sucht leitet, fordert deshalb seit langem von der Politik Warnhinweise für Zusatzstoffe in hochverarbeiteten Lebensmitteln, wie sie bereits für Zigaretten existieren. Sie argumentiert, dass der gesundheitliche Schaden durch süchtig machende Lebensmittel ähnlich groß ist wie der durch Zigaretten. Konsumentinnen und Konsumenten sollten deshalb eindeutig informiert werden.

Die Praxis entwickelt sich allerdings genau in die entgegengesetzte Richtung. Seit die Industrie erkannt hat, dass wir Konsumenten nach vielen einschlägigen Berichten inzwischen vor den bekannten »E-Nummern« zurückschrecken, verstecken sie süchtig machende Geschmacksverstärker hinter gut klingenden Begriffen wie etwa »Hefeextrakt«. Hefeextrakt gilt rein rechtlich gar nicht als Zusatzstoff, weshalb die Hersteller trotzdem »hundert Prozent natürlich« oder »ohne Zusatzstoffe« draufschreiben dürfen.

Besonders in Verruf geraten ist in den vergangenen Jahren Glutamat, weil es die Produktion des Botenstoffs

Leptin, der das Hungergefühl hemmt, einzuschränken vermag und somit auch auf diese Weise eine Gewichtszunahme bewirkt.

Doch auch die von der Lebensmittelindustrie massenhaft verwendeten billigen Aromen haben Suchtpotenzial. Sie befinden sich in nahezu allen industriell produzierten Lebensmitteln, weil deren natürlicher Geschmack unter den Herstellungsprozessen und einer langen Lagerung leidet. Zudem binden diese Aromen Konsumenten an eine Marke, weil sie sich auf das Milligramm genau dosieren lassen und auf diese Weise sicherstellen, dass ein Produkt zu jedem Zeitpunkt und unabhängig davon, wo die Fabrik steht, immer gleich schmeckt.

Das richtige Knistern

Die Lebensmitteltechniker perfektionieren die Suchtfallen, indem sie ganz genau erforschen, bei welchen Schmelzpunkten welche Süßigkeit im Mund zergehen darf, wie brechende Chips klingen müssen oder wie dickflüssig Joghurts oder Milchgetränke sein müssen, um uns maximal verrückt danach zu machen. Auch in diesem Bereich stehen wir einem komplexen und aufgrund der investierten Forschungsmilliarden ungeheuer tiefen Wissen gegenüber, an dem unsere privaten Ernährungspläne allzu leicht zerschellen.

Süchtig und dick machend sind dabei selbst die Verpackungen hochverarbeiteter Lebensmittel. Die Psychologen in den Labors der Konzerne wissen ganz genau, wie diese rascheln müssen, damit wir darauf anspringen. Dafür nehmen sie gerne einen dickmachenden Nebeneffekt in Kauf: Viele der Verpackungen enthalten als Weichmacher Phthalate, die besonders leicht in fetthaltige oder flüssige Lebensmittel gelangen, den Glukosestoffwechsel durcheinanderbringen und so eine Gewichtszunahme auslösen können.

Klassisches Suchtverhalten

Hochverarbeitete Lebensmittel lösen weniger starke Dopaminausschüttungen im Gehirn aus als zum Beispiel Kokain. Diese Ausschüttungen ähneln in ihrer Intensität eher jenen durch Alkohol oder Nikotin. Ihre Wirkung ist daher nicht euphorisierend, sondern beruhigend und sedierend. Wir fühlen uns wohl und entspannt, und es geht uns gut.

Um diesen angenehmen Zustand aufrechtzuerhalten, müssen wir den Konsum allerdings bald steigern. Denn der sogenannte *Nucleus accumbens*, der Kern unseres Belohnungszentrum, gewöhnt sich mit der Zeit an das Dopamin. Das verringert die Wirkung der süchtig machenden Substanzen.

Langjährige Raucher berichten oft, sie müssten rauchen, um sich quasi »normal« zu fühlen, um keine Entzugsbeschwerden zu haben, um sich so zu fühlen wie sich Nichtabhängige ohnehin fühlen. Bei süchtig machenden Lebensmitteln ist es genauso. Der Genuss und das Wohlgefühl dauern bald nur noch einen kurzen Moment, der Großteil des Konsums dient dann dem Ziel, keine Entzugsbeschwerden zu haben.

Auch hier ticken Ratten ähnlich. »All you can eat«-Versuche am Junkfood-Buffet mit ihnen zeigten, dass sie am Anfang noch glücklich über ihr neues Futter waren. Bald aber fühlten sie sich nicht mehr wohl und wurden schließlich chronisch unglücklich, hoffnungslos und verzweifelt. Sie brauchten ihr Junkfood nun, um irgendwie in ihren ursprünglichen Normalzustand zurückzukehren. Selbst Elektroschocks konnten sie nicht mehr vom Fressen abhalten.

Kontrollverlust, Gier und exzessiver Konsum, das sind, kurz zusammengefasst, die Effekte, die hochverarbeitete Lebensmittel auf Menschen und Tiere haben, und all das sind klassische Symptome eines Suchtverhaltens.

Der Wolf in uns

Das renommierte britische *New England Journal of Medicine* publizierte eine Metaanalyse, die auf 281 Einzelstudien aus 36 Ländern basierte. Es ging um die Sucht nach Fertigprodukten und deren klinische und soziale Folgen.

Aufgrund der vielen Übereinstimmungen zwischen klassischen Drogen und hochverarbeiteten Lebensmitteln reihten die Forschenden, zu denen auch die bereits erwähnte Lebensmittelexpertin Gearhardt gehörte, solche Lebensmittel unter addiktive, also suchtauslösende, Substanzen ein.

Gearhardt forderte die Gesundheitspolitik auf, nicht nur süchtig machende Zusatzstoffe erkennbar zu machen, sondern hochverarbeitete Lebensmittel zum Schutz der Konsumenten auch als süchtig machend zu klassifizieren. Sie verwies in diesem Zusammenhang auf ein weiteres klassisches Symptom für eine Suchterkrankung, den fortgesetzten Konsums trotz massiver negativer Konsequenzen.

Ein Phänomen, das mir auf dem Weg zum Strand an der Ostküste der Hawaii-Insel Oahu bewusst wurde. Ich kam dabei an einer kleinen, schäbigen, mit Müll übersäten Wiese mit einigen für Picknicks gedachten Holztischen und -bänken vorbei. An einem der Tische saßen zwei Frauen, die zuvor anscheinend an mehreren Fastfood-Läden in der Gegend halt gemacht hatten. Denn auf dem ganzen Tisch türmten sich Burger-Schachteln, Pommes-Kartons, Donut-Verpackungen, Pizzakartons und Getränkedosen.

Die beiden Frauen saßen einander gegenüber. Nebeneinander hätten sie auch gar nicht Platz gehabt, denn sie waren so beleibt, dass jede ihre Sitzbank fast in voller Breite ausfüllte. Aufgrund ihrer gewaltigen Körpermaße konnten sie auch nicht mehr gerade sitzen, wie das von zwei Menschen beim Essen zu erwarten gewesen wäre. Ihre Beine, die sich über die Bänke ergossen, waren weit gespreizt, während sich ihre enormen Bäuche dermaßen vor ihnen aufwölbten, dass sie kaum zum Tisch gelangten. Leicht vornübergebeugt schlangen sie ihr Essen in sich hinein, wie Wölfinnen, die über ihre Beute herfielen. Es fehlte gerade noch, dass sie knurrten, als ich mich im Vorbeigehen näherte.

Die Werbung für hochverarbeitete Lebensmittel suggeriert uns oft, was für einen Genuss sie uns bereiten und wie gut sie uns tun. Diese Szene auf Oahu zeigte hingegen die die Realität, die sie in letzter Konsequenz schaffen. Menschen, die gierig wie ausgehungerte Wölfe wort- und bildreich beworbene, hübsch hergerichtete und angenehm aromatisierte, aber in Wirklichkeit minderwertige und süchtig machende Substanzen verschlingen.

Mit Genuss hatte das Bild, das sich mir bot, gar nichts mehr zu tun. Hier stillten zwei Menschen ihr Suchtbedürfnis: trotz aller negativer Konsequenzen, die das für sie hatte. Denn ganz ohne Zweifel hatten die Frauen aufgrund ihres Übergewichts schon beträchtliche körperliche Probleme. Ich tippte auf Diabetes, Rücken- und Gelenksbeschwerden sowie ein vielfach erhöhtes Risiko für kardiovaskuläre Erkrankungen, Schlaganfälle und Krebserkrankungen.

Bestürzt ging ich weiter zum Strand. Die Frauen an den Holztischen in der mit Lebensmittelverpackungen übersäten Wiese hatten ein trauriges, beklemmendes Gefühl in mir ausgelöst, ähnlich wie es Obdachlose oder Alkoholiker in öffentlichen Parks oder auf Bahnhöfen tun. Ganz wie manchmal bei uns im Krankenhaus spürte ich diese Hilflosigkeit angesichts von Menschen, die sich mit bestimmten Substanzen weiter zugrunde richteten, obwohl ihr Leben ohnedies bereits in Trümmern lag und einige ihrer Organe geschädigt waren.

Psychische Begleiterscheinungen

Europa holt auf, doch in den USA ist der Anteil der übergewichtigen Menschen vorläufig noch deutlich höher, und auch unter den Übergewichtigen ist dort der Body-Mass-Index höher als bei uns. Dementsprechend nehmen die Amerikaner im Alltag mehr Rücksicht auf die Bedürfnisse Übergewichtiger. Es gibt kaum Stufen, die zu überwinden wären. Die Gänge zwischen den Regalen der Supermärkte sind breiter, auch damit die Kunden Cornflakes-Packungen in der Größe von Hundefuttersäcken oder bis zu hundert eingeschweißte Getränkedosen manövrieren können, zu den riesigen Autos, die typische amerikanische Übergewichtige brauchen, um überhaupt noch hinter das Lenkrad zu passen.

Winzige Toiletten in Restaurants oder Cafés wie bei uns sind undenkbar. Eine schwindelerregende, hinunter zu den Nassräumen im Keller führende Wendeltreppe, wie ich jüngst in Paris eine gesehen habe, wäre in den USA unmöglich. Ebenso wenig dürfte es in den USA *Airbnb*-Ferienwohnungen mit Mini-Duschen geben, in denen schon ein durchschnittlich gebauter Mensch beim Haarewaschen ständig an den Glaswänden anstößt. Stattdessen gibt es Badezimmer, in denen sich ein Pferd bequem abduschen ließe.

Das amerikanische Spektrum an Mode für Übergewichtige ist breit. Die meisten Textilmärkte führen Kleider in der Größe von Zirkuszelten in den unterschiedlichsten Designs, und in der *Moana Mall* in Honolulu bestaunte ich im *Victoria's Secrets*-Laden einen BH mit den Dimensionen von zwei Skihelmen.

Aber geht es übergewichtigen Menschen wirklich besser, nur weil die Wirtschaft sie als in jeder Hinsicht wachsende Zielgruppe mit ihren Supersize-Angeboten hofiert, und sie auch noch jenseits der zwei Zentner in Läden für sexy Dessous fündig werden?

Ich bezweifle es, nicht nur wegen des traurigen Bilds der beiden schlingenden adipösen Frauen. Denn die psychischen Begleiterscheinungen von Übergewicht sind längst gut erforscht. Ein niedriges Selbstwertgefühl, Schamgefühle, Ängste, soziale Isolierung und Einsamkeit gehören dazu.

Eine Studie der medizinischen Universität Wien zeigte, dass es sogar noch schlimmer kommen kann. Die Forschenden fanden heraus, dass schweres Übergewicht die Wahrscheinlichkeit psychischer Störungen wie Depressionen, Psychosen und Angstzustände sowie diverser Persönlichkeitsstörungen in allen Altersgruppen signifikant erhöht.

Interessant zu beobachten ist auch, wie in diesem grausamen und letztendlich menschenverachtenden Spiel jetzt zunehmend die Pharmaindustrie mit am

Tisch sitzt. Denn die aus der Diabetes-Behandlung hervorgegangenen Abnehm-Medikamente bewirken im Grunde nichts anderes als eine Abschwächung unseres Suchtverhaltens durch Manipulation unseres Belohnungszentrums, also unseres Gehirns.

Anders ausgedrückt: Die einen verdienen Milliarden, indem sie uns in die Sucht treiben, die anderen, indem sie uns angeblich helfen, die Sucht in Grenzen zu halten.

Die große Verschleierung

Es bedürfte tatsächlich des Eingreifens der Politik, um die Lebensmittelkonzerne zur Vernunft zu bringen, denn von selbst gehen sie, wie schon anhand der Zusatzstoffe gezeigt, im Sinne ihrer Gewinne eher den Weg der Verschleierung. Die Methoden hierfür sind teilweise recht komplex und haben sich bisher als ziemlich effizient erwiesen.

In den Jahrzehnten seit den 1970er- und 1980er-Jahren hat es die Industrie mit intelligenten Kommunikationsstrategien und von ihr selbst beauftragten Studien geschafft, einzelne Nahrungsmittel beziehungsweise Nahrungsbestandteile als potenzielle Schuldige an den wachsenden Gewichtsproblemen der Konsumentinnen und Konsumenten hinzustellen.

Jahrelang war das Fett der Bösewicht, später folgten die gesättigten Fettsäuren. Jahrelang haben wir Butter, ein vollkommen natürliches Produkt, durch Margarine, ein industriell hergestelltes Produkt, ersetzt, oder gar durch aromatisiertes, gefärbtes Streichfett, bestehend aus Ölen oft unklarer Herkunft. Wir haben »Low Fat Cookies« und Light-Fruchtjoghurts gegessen und entrahmte Milch getrunken, und trotzdem sind die Menschen immer dicker geworden.

Als sich herumzusprechen begann, dass das mit dem Fett irgendwie anders ist, waren die Kohlenhydrate dran. Von nun an misstrauten wir allen Arten von ihnen, den Nudeln und sogar dem Brot, unabhängig davon, ob es sich um ein Holzofen-Roggenbrot mit Sauerteig oder um ein Kunstprodukt in der Plastikverpackung eines Diskonters handelte.

Wir haben die »Paleo«-Zeit durchlebt, in der Menschen mit riesigen Mengen an Eiern aus Käfighaltung und Bergen von Fleisch- und Wurstwaren aus Massentierhaltung an den Supermarktkassen zu sehen waren. Schließlich hörten, sahen und lasen wir damals überall, wie gut Proteine angeblich für uns wären. Obwohl in unserer modernen Welt objektiv wirklich niemand an Proteinmangel leidet, zögerte die Industrie nicht lang und bot sogar Puddings mit extra Proteinen an.

Als all das durch war und die allgemeine Verfettung weiterging, brauchte es neue Konzepte. Eines davon war das Intervallfasten, das sich bis dahin nur im Tierversuch bewährt hatte. Komplizierte 16:8-, 14:10-, 12:12- oder 5:2-Modelle machten die Runde, bis Forschungen zunehmend zeigten, dass Menschen durch Intervallfasten zwar abnehmen, aber in erster Linie Muskelmasse statt Fett.

Zum Glück ist das Intervallfasten außer für prononcierte Askese-Freaks wegen Schlafstörungen, Schwächezuständen und sozialer Unverträglichkeit kaum auf Dauer durchhaltbar. Einer der ersten und erfolgreichsten Buchautoren zum Thema gestand mir, dass er es selbst nie länger als eine Woche geschafft hatte, seinen eigenen Empfehlungen treu zu bleiben. Die Botschaft setzte sich trotzdem durch: Selber schuld an deinem Übergewicht, wenn du gierig genug bist, zu Abend zu essen.

In jüngster Zeit wuchs die Verwirrung um die Ursachen für Übergewicht. Eine Theorie folgte der nächsten, und alte Theorien blieben im Raum stehen. Manche wählten aus dem Überfluss eine für sich aus, andere wollten von all dem nichts mehr hören, und unterm Strich steht seit einer Weile immer ein Ergebnis: selbst schuld.

Und dann kommt auch noch immer das Killerargument, auf das die meisten Konsumentinnen und Konsumenten inzwischen erwiesenermaßen aggressiv reagieren und das sich dennoch in ihren Köpfen, Herzen und Bäuchen etabliert hat: Iss weniger und mach mehr Bewegung. Weshalb dann ausgerechnet der Fastfoodriese McDonald's gerne Sportvereine mit kleinen Zuwendungen sponsert.

Michael Moss deckte zwar in seinem Buch *Das Salz-Zucker-Fett-Komplott* als einer von mehreren sauber recherchierenden Journalisten die Suchtstrategien der Lebensmittelindustrie auf. Doch sie alle schufen zwar

Aha-Effekte und bewirkten kurze Aufregungen, doch die Kommunikationsmacht der Lebensmittelkonzerne erwies sich am Ende immer als stärker.

Warum, das ist ebenfalls bereits gut dokumentiert. Im Buch *Die Wahrheit über unser Essen* beklagt der renommierte Forscher Tim Spector unter anderem, wie sehr die Lebensmittelindustrie die Gremien der Ernährungsexperten beeinflusst. So gaben schon im Jahr 2009 die größten Lebensmittelproduzenten an, alleine in den USA 57 Millionen Dollar an Lobbyisten gezahlt zu haben. Ein stolzer Betrag, der letztendlich in die Manipulation politischer Entscheidungen floss.

Wenn als Konsequenz davon die Gesundheitseinrichtungen und die gesamte Gesundheitspolitik in Ernährungsempfehlungen Nahrungsmittel mit wenig Zucker und wenig Fett als gesund propagieren, kann die Lebensmittelindustrie auch hochverarbeitete Substanzen niedrigster Qualität als »gesund« bezeichnen, wenn sie nur mit künstlichen Süßstoffen angereichert sind.

Die Lebensmittelkonzerne bestimmen auch, wer woran forscht, denn sie finanzieren unglaubliche siebzig Prozent aller Ernährungsstudien. Tim Spector zufolge beeinflussen die Konzerne Ernährungsexperten auch durch Geschenke, teure Reisen zu Konferenzen und Finanzierung ihrer Organisationen.

Zudem fördern sie Falschinformationen, indem sie effiziente PR für kleine, im Grunde nicht aussagekräftige Studien etwa zur Sicherheit von Produkten wie künstliche Süßstoffe machen. Dabei setzen sie auf die Verkürzung der Botschaften: Künstliche Süßstoffe sind okay, lautet die dann zum Beispiel.

Wenn große Studien, die ihnen nicht gefallen und nicht ins Konzept passen, herauskommen, schaffen die Konzerne einfach »alternative Fakten«. Sie bezahlen dann Fachleute und Influencer, um die eigentlich klaren Ergebnisse in Zweifel zu ziehen. Mit einem Heer von Anwälten und gewaltigen Werbebudgets gehen sie gegen Kritiker vor.

Auch hier landen wir wieder bei der Botschaft »selbst schuld«. Denn besonders gerne beauftragen die Konzerne Wissenschaftler mit Studien, die zeigen, dass Bewegungsmangel und nicht etwa süchtig machende Lebensmittel schuld an der pandemischen Verbreitung des Übergewichts sind.

Ein Beispiel dafür ist Coca-Cola. Zwischen 2010 und 2017 vergab das Unternehmen Forschungsgelder in Höhe von 140 Millionen Euro an Gesundheitsorganisationen, darunter 16 ärztliche Vereinigungen. In der Folge erklärten willfährige Wissenschaftler die Unbedenklichkeit dieser Getränke und nannten als Hauptursache für Übergewicht: genau, einen Mangel an Bewegung.

Kontinuierliche Fortschritte der Vernunft

Zum Glück gibt es unabhängige Gruppen von Forschenden, die beharrlich gegen diese Falschinformationen und Verwirrungstaktiken antreten. Zu ihnen gehört die NOVA-Forschungsgruppe um Professor Carlos A. Monteiro, von dem wir in diesem Buch noch hören werden. Diese Gruppe hat ein neuartiges Bewertungsschema für Lebensmittel entwickelt, das sich am Grad der Verarbeitung und damit an ihrer Entfernung von der Natur orientiert und hochverarbeitete Lebensmittel erstmals klar als Ursache für das sich weltweit verbreitende Übergewicht als neuartiges schwerwiegendes Gesundheitsrisiko definiert.

Doch es ist nicht Sinn dieses Buchs, die süchtig machenden Strategien der Lebensmittelkonzerne zu entlarven. Das haben unabhängige Journalisten wie Moss und unabhängige Wissenschaftler wie Monteiro bereits getan. Unser Zugang ist ein anderer. Mein Kollege Shird Schindler und ich arbeiten wie gesagt an einem großen Krankenhaus im Bereich Suchtmedizin und hatten irgendwann diesen Gedanken: Wenn die Lebensmittelindustrie mit ihren Produkten auf die gleichen Hirnareale abzielt wie klassische Drogen, dann können wir aus unserem theoretischen und praktischen Wissen Hinweise geben, die all jenen nützen, die auf die eine oder andere Weise Erfahrung mit süchtig machenden Lebensmitteln gemacht haben, und sei es nur, dass sie bestimmte Kekse oder Knabbereien einfach nicht mehr weglegen können, ehe sie die ganze Packung aufgegessen haben.

Die Idee, dass das beste Mittel gegen die Suchtfallen der Lebensmittelindustrie Strategien aus der Suchtme-

dizin sind, die sich bewährt haben und im täglichen Leben leicht umsetzen lassen, erschien uns naheliegend.
Doch als wir nach Literatur zum Thema suchten, fanden
wir keine. Wie die meisten Menschen sind auch wir nicht davor
gefeit, in die Suchtfalle Lebensmittel zu tappen. Schon
deshalb wollten wir uns näher damit befassen. Doch für
uns war es auch eine Frage der medizinischen Verantwortung, uns mit dieser Botschaft an möglichst viele
Menschen zu wenden:

*Die Suchtfalle Lebensmittel als Problem zu erkennen, ist
schon einmal gut. Die Politik zum Handeln aufzufordern,
ist auch gut, doch dabei wird so schnell nichts herauskommen. Zunächst liegt es an uns, die Falle zu umgehen
und damit ohne Sport-Stress und Fasten-Druck zu einer
selbstbestimmten Ernährung zurückzufinden, zu einer, die
zu uns passt und uns tatsächlich guttut.*

Was wir, Shird und ich, als Suchtmediziner dazu beitragen können, erfahren Sie in den folgenden Kapiteln.

Was sind eigentlich hochverarbeitete Lebensmittel?

»Was soll ich denn bitte essen, wenn ich abnehmen möchte?«, fragte mich vor kurzem meine Kollegin Sabine, während ich gerade in der Küche unseres Aufenthaltsraums im Krankenhaus damit beschäftigt war, ein Kuchenmesser zu suchen. »Du hast dich so viel mit Ernährung beschäftigt, was gibt es denn Neues?«

Seit ich Sabine kenne, und ich kenne sie schon sehr lang, war Ernährung immer irgendwie ein großes Thema für sie. Seit Jahren schon kämpfte sie mit ihrem Gewicht und probierte andauernd irgendwelche neuen Diäten oder Ernährungsempfehlungen aus. Doch trotz ständig anderer, jedes Mal als besonders innovativ und effektiv angepriesener Ernährungs- und Fitnesstrends nahm sie eher immer weitere Kilos zu, anstatt endlich Gewicht zu verlieren.

»Neu ist eigentlich, dass Lebensmittel jetzt in erster Linie bezüglich ihres Verarbeitungsgrads beurteilt werden«, erklärte ich ihr. »Früher war es doch so, dass wir je nach aktuellem Trend entweder auf die Kalorien, den Zucker- oder Fettgehalt oder den glykämischen Index geschaut haben. Das ist inzwischen längst veraltet. Inzwischen weiß man, dass es am besten ist, wenn du einfach Lebensmittel weglässt, die industriell sehr stark verarbeitet sind. Die werden auch als hochverarbeitet bezeichnet.«

»Und was genau heißt hochverarbeitet?«, fragte sie weiter. »Was gehört denn dazu? Chips, schätze ich mal, und Fastfood, oder?«

Ich hatte das Kuchenmesser inzwischen gefunden und schnitt den Zwetschkenkuchen, den ich mitgebracht hatte, in kleinere Stücke. »Ja, genau, die gehören dazu. Aber noch viel mehr, als wir glauben, ist hochverarbeitet«, antwortete ich. »Am einfachsten ist es, wenn du dir die Zutatenliste auf der Verpackung der Lebensmittel ansiehst. Wenn etwas dabei ist, was du nicht einzeln im Haushalt hast, dann ist das Produkt mit Sicherheit hochverarbeitet. Normalerweise hat kein Mensch Emulgatoren, Farbstoffe und Aromen zu Hause in seinem Küchenschrank herumstehen. Fertigprodukte zum Beispiel sind hochindustriell verarbeitet und jede Art von abgepackten Snacks, nicht nur Chips.«

»Ach so, aber so etwas esse ich ja sowieso nicht«, sagte Sabine darauf.

Der Kuchen war inzwischen fertig aufgeschnitten. Ich ging zum Kühlschrank und holte noch etwas Milch für meinen Kaffee. Während ich sie in die Tasse goss, begann ich über das, was Sabine gesagt hatte, zu grübeln, denn nun war ich wirklich etwas nachdenklich geworden. Vielleicht lag ihr Problem genau hier? Ich kannte Sabine nicht besonders gut, hatte ihr aber einmal beim Übersiedeln geholfen, als sie sehr rasch aus ihrer Wohnung auszog, da sie unerwartet schnell einen Nachmieter gefunden hatte. Das war schon etwas länger her, ihr Kühlschrank ist mir aber dennoch sehr gut in Erinnerung geblieben. Amerikanische Kühlschränke mit Doppelflügeltüren sieht man bei uns doch sehr selten, noch dazu in einer wirklich kleinen Küche wie der von Sabine, in der dieses monströse Gerät den Raum vollkommen dominierte.

Friedhof der Nährstoffe

Es war Sommer, als sie übersiedelte. Ich hatte zwischendurch vom vielen Verpacken, Stapeln und Herumtragen Durst bekommen und wollte mir etwas Kühles zum Trinken holen. Doch als ich die rechte Seite dieses Riesengeräts, den Kühlschrank-Teil, öffnete, trat ich sofort unwillkürlich einen Schritt zurück, weil ich Sorge hatte, dessen ganzer Inhalt würde mir gleich entgegenkommen. Vom untersten bis zum obersten Fach war dieser enorme Kühlschrank vollgestopft mit Einliterfässern Mayonnaise und Ketchup, Extrawurst, verpackten Mayonnaise-Salaten, Salatdressings in Großpackungen, Würstchen im Glas, mehreren Sorten Leberwurst, Puddings in unterschiedlichsten Farben und Joghurts mit diversen Aromen.

Da der Kühlschrank schon voll war, lagerte sie die Cola-Paletten daneben und hatte nur ein paar einzelne Dosen eingekühlt, die sie zwischen Supermarkt-Würste und Fertig-Blätterteig gequetscht hatte. Mineralwasser oder gekühltes Leitungswasser war nirgends zu finden. Ich hatte immer noch einen ziemlichen Durst und ließ mir ein Glas Leitungswasser einlaufen.

Um dazu noch ein paar Eiswürfel zu suchen, öffnete ich dann auch noch die linke Seite des Doppelflügelkühlschranks, auf der sich der Gefrierschrank befand. Mir bot sich ein ähnlich erschreckendes Bild wie auf der rechten Seite, nur hier in der tiefgekühlten Variante: ein wüstes Konvolut aus mehreren Packungen gerader und gewellter Pommes frites sowie Pommes in Gitterform, Chicken Wings mit Barbecue-Sauce oder Buffalo Style, Chicken Nuggets mit diversen bunten Dips, Tiefkühlpizzen, fertigen Pizzaböden, Germknödeln, tiefgekühlten Torten und Resten eines angeknabberten Lebkuchenhauses. Und das alles war nur, was ich auf den ersten kurzen Blick sah.

Sabine aß vielleicht nicht gerade Packerlsuppe oder Gulasch aus der Dose, aber ihr Kühlschrankinhalt war dennoch – obwohl es ihr anscheinend überhaupt nicht bewusst war – derart vollgestopft mit hochverarbeiteten Chemieprodukten, dass es schlimmer wirklich kaum mehr möglich ist. Zumindest für europäische Verhältnisse.

Unbehandelt, verarbeitet oder sogar hochverarbeitet?

Viele Menschen glauben, dass es sich bei hochverarbeiteten Produkten ausschließlich um Fertigprodukte handelt, wie zum Beispiel Fertiggerichte aus der Dose, Packerlsuppen, auftaubare Gerichte für die Mikrowelle oder Fastfood wie Burger. Kein Wunder, denn die gängigen Bezeichnungen auf den Verpackungen sind wirklich sehr verwirrend für die Konsumenten.

Steht dort »verarbeitet«, »hochverarbeitet«, »natürlich« oder »Convenience« ist das wenig hilfreich, weil gar nicht klar ist, was sich hinter diesen Begriffen tatsächlich verbirgt. Dazu kommen die immer neuen Trends und Empfehlungen wie Paleo-Ernährung, Low Carb oder Clean Eating. Inzwischen kennen sich immer weniger Menschen aus, was sie denn überhaupt noch essen sollen oder dürfen, um abzunehmen oder einfach nur gesund zu bleiben.

Aus genau diesem Grund haben brasilianische Ernährungswissenschaftler von der Universität von São Paulo ein neues Klassifikationssystem für Lebensmittel erstellt, die NOVA-Klassifikation. Nova ist in diesem Fall übrigens keine Abkürzung oder ein Akronym, sondern das portugiesische Wort für »neu«, der Name bedeutet also einfach nur »Neue Klassifikation«. Sie teilt die Nahrungsmittel ausschließlich nach einem einzigen Faktor ein: dem Grad ihrer Verarbeitung.

»Es gibt eine neue Einteilung für Lebensmittel«, erklärte ich Sabine deshalb weiter, »die NOVA-Klassifikation. Nach der NOVA-Klassifikation werden jetzt alle Lebensmittel nur noch in vier Gruppen eingeteilt, je nachdem, wie stark sie verarbeitet sind. Und dabei ist Gruppe 4 die gefährliche, das sind genau die hochverarbeiteten Lebensmittel, die wir unbedingt meiden sollten. Viele Studien, die in den letzten Jahren veröffentlicht wurden, haben nämlich gezeigt, dass hochverarbeitete Produkte in Wirklichkeit die Ursache allen Übels und Übergewichts sind. Und nicht etwa fettes Essen, Kohlenhydrate oder zu wenig Bewegung, wie uns früher immer und überall erzählt wurde. Wenn du hochverarbeitete Lebensmittel weglässt, nimmst du automatisch ab, beziehungsweise wird es schwierig zuzunehmen. Viele Menschen in den USA haben das Problem, dass sie vorwiegend hochverarbeitete Lebensmittel aus der NOVA-Gruppe 4 essen und trinken. Da nimmt man automatisch zu, man hat gar keine andere Chance.«

»Und wie lange gibt's diese Klassifikation schon?«, fragte Sabine weiter. »Ich beschäftige mich ja auch viel mit Ernährung, aber davon habe ich überhaupt noch nie gehört.« Und das ist wirklich schade, denn in Wirklichkeit wurde dieses neuartige und relativ simple Bewertungsschema für Lebensmittel bereits erstmals im Jahr 2009 von der NOVA-Forschungsgruppe um Professor Carlos A. Monteiro in der Zeitschrift *Public Health Nutrition* vorgestellt. Mittlerweile wurde es noch weiterentwickelt und verfeinert.

Entscheidend für unsere Gesundheit ist nicht, wie viel Fett oder Kalorien ein Lebensmittel enthält, sondern nur, wie stark es industriell verarbeitet wurde.

Eine natürliche Revolution

Das Schema orientiert sich am Grad der Verarbeitung von Lebensmitteln und damit genau daran, wie weit sich die jeweiligen Produkte von der Natur entfernt haben. Interessanterweise gilt dabei die industrielle Weiterverarbeitung als solche gar nicht unbedingt als problematisch. Erst die hochverarbeitete Nahrung ist gefährlich. Experten identifizieren sie längst als neuartiges, besonders hohes Gesundheitsrisiko.

Die NOVA-Klassifikation löst unsere bisherigen Einteilungen von Lebensmitteln nach Kalorien, nach Fett- oder Eiweißgehalt oder nach glykämischem Index komplett ab. Die NOVA-Erfinder berichteten, der Grund für die Erstellung dieser neuen Klassifikation sei gewesen, dass konventionelle Einteilungen von Lebensmitteln schlichtweg nicht mehr funktionieren, weil sie gar nicht aussagekräftig, irreführend und oft sogar komplett falsch sind. Alle Getreide und Getreideprodukte werden beispielsweise in ein und dieselbe Gruppe geworfen.

Das Ergebnis: Nach den alten Einteilungen befinden sich zum Beispiel gesunde Holzofenbrote mit Sauerteig und Vollkornmehlen gemeinsam in einer Gruppe mit gesüßten und gefärbten Frühstücksflocken. Ebenso bilden oft Fleisch und Fleischprodukte eine gemeinsame Gruppe, obwohl ein frisches Bio-Huhn, das sich ausreichend bewegen durfte und sein Leben lang nur natürliche Nahrung gepickt hat, eine ganz andere Wirkung auf unseren Körper hat als zum Beispiel hochverarbeitete Chicken Nuggets aus Massentierhaltung, die nur mithilfe von Antibiotika und diversen Schadstoffen funktioniert. Aus diesen einleuchtenden Gründen sind diese veralteten Einteilungen nach Angaben der Forscher wenig zielführend.

Wichtig ist es nach Ansicht des Forscherteams um Professor Monteiro daher, erst einmal den Grad der Verarbeitung der Lebensmittel genau zu bestimmen und sie danach einzuteilen. Dadurch stellt die NOVA-Klassifikation einen radikalen Paradigmenwechsel und nichts anderes als eine Revolution in der Bewertung von Nahrungsmitteln dar. Mit ihr können nämlich die unterschiedlichen Typen von Nahrung je nach ihrem Gefährdungspotenzial für unsere Gesundheit eingeordnet werden. Und wir sehen auf den ersten Blick, was gut, natürlich und nahrhaft für uns ist – und was uns langfristig umbringt.

Kompliziert ist es nicht, denn das *NOVA-Schema* umfasst insgesamt nur die folgenden vier Lebensmittelgruppen:

Gruppe 1: Unbehandelte oder minimal behandelte Lebensmittel

Unbehandelte Lebensmittel stammen direkt von Pflanzen oder Tieren und wurden nicht weiter behandelt, wie zum Beispiel:

- Trinkwasser
- Obst
- Gemüse
- Pilze
- Eier
- Fleisch
- Fisch
- Meeresfrüchte
- Milch

Minimal behandelte Lebensmittel sind dagegen natürliche Lebensmittel, die geringfügig verarbeitet wurden durch Reinigung, Entfernen von ungewünschten Anteilen, Mahlen, Trocknen, Kühlen, Einfrieren, Fermentieren, Pasteurisieren oder andere Prozesse, die Anteile des Lebensmittels entfernen – wie zum Beispiel Wasser beim Dörren. Um der gesunden Gruppe 1 zu entsprechen, dürfen allerdings keine Substanzen hinzugefügt werden, wie Öle, Salz oder Zucker. Beispiele für minimal behandelte Lebensmittel sind:

- Frisch gepresste Fruchtsäfte ohne Zucker oder andere Substanzen
- Kaffee
- Tee
- Nudeln, Grieß, Couscous oder Polenta
- Mehle
- Getreideflocken ohne Zusätze (Hafer, Dinkel, Weizen und so weiter)
- Naturjoghurt ohne Zucker, Süßstoffe oder Aromen
- Getrocknetes Obst
- Nüsse
- Getrocknete Bohnen, Linsen und Kichererbsen
- Getrocknete Kräuter

Gruppe 2: Öle, Fette, Salz, Zucker

Dabei handelt es sich um Lebensmittel, die aus den Nahrungsmitteln der Gruppe 1 gewonnen werden oder zur Weiterverarbeitung von Lebensmitteln der Gruppe 1 dienen, wie zum Beispiel:

- Öl, das aus Nüssen oder Kernen gewonnen wird (auch Kokosöl)
- Zucker aus Zuckerrüben
- Honig
- Salz

Üblicherweise essen wir die Lebensmittel der Gruppe 2 nicht solo, sondern in Kombination mit Lebensmitteln aus der Gruppe 1. In den meisten Fällen verwenden wir sie, um Lebensmittel der Gruppe 1 zu würzen, zu aromatisieren oder länger haltbar zu machen. Im Teamwork aus Gruppe 1 und Gruppe 2 entstehen wohlschmeckende, nährende und vor allem immer noch frische Speisen. Bei der nächsten Gruppe sieht das schon etwas anders aus, denn jetzt kommt oft bereits die Industrie ins Spiel.

Gruppe 3: Verarbeitete Lebensmittel

Verarbeitete Lebensmittel werden hergestellt, indem Lebensmittel der Gruppe 1 mithilfe der Lebensmittel aus Gruppe 2 gekocht, gegoren, gebacken, fermentiert oder anders weiterverarbeitet werden, wie zum Beispiel frisch gebackenes Brot (Wasser aus Gruppe 1 und Mehl aus Gruppe 2), Marmelade (Früchte aus Gruppe 1 und Zucker aus Gruppe 2), aber auch Wein und Bier. Die meisten dieser Lebensmittel haben zwei oder mehr Zutaten. Sinn der Verarbeitung ist es, die Lebensmittel länger haltbar zu machen, oder den Geschmack zu verändern, zu verbessern beziehungsweise zu verfeinern.

Beispiele für Gruppe 3 sind:

- Tomatenkonzentrat und Tomatensauce
- Käse
- In Salz oder Essig eingelegtes Gemüse
- Schinken
- Obst in Zuckersirup
- Gesalzene oder gezuckerte Nüsse
- Fisch in Dosen
- Gesalzenes, getrocknetes oder geräuchertes Fleisch oder Fisch
- Alkoholische Getränke wie Bier, Apfelcider oder Wein
- Frisch gebackenes Brot aus Zutaten wie Getreide, Germ, Wasser und Salz (weder fertig verpackt noch aufgebacken)

Lebensmittel aus dieser Gruppe sollten wir nur in Maßen essen und am besten in Kombination mit den guten, frischen Zutaten aus Gruppe 1.

Gruppe 4: Hochverarbeitete Substanzen

Und jetzt sind wir mitten im roten, gefährlichen Bereich. Hochverarbeitete Lebensmittel enthalten zumindest eine industriell hergestellte Substanz, die mit herkömmlichen, natürlichen Lebensmitteln kaum noch etwas zu tun hat. Zur NOVA-Gruppe 4 gehören unter anderem:

- Fastfood
- Fertignahrung
- Softdrinks
- Energy- und Sportdrinks
- Gesüßte und aromatisierte Joghurts
- Aromatisierte Milchgetränke inklusive Schokoladenmilch
- Tiefkühlpizza
- Pizza aus Fertigteig
- Cornflakes
- Frühstückscerealien und Frühstücksriegel
- Industriell hergestelltes Eis
- Industriell hergestellte Cookies und Kuchen
- Kuchenbackmischungen
- Margarine
- Massenproduziertes, verpacktes Brot (auch aufgebackenes, teil- oder vorgebackenes Brot)
- Hühner- oder Fischnuggets
- Würstchen, Burger oder ähnliche Fleischprodukte
- Fertigsuppen oder Fertignudeln

Diese Lebensmittel sind – neben ihren bunten Verpackungen mit den vielen falschen Versprechungen – auch sehr leicht dadurch zu erkennen, dass sie unter den Inhaltsangaben Substanzen enthalten, die wir üblicherweise nicht im Haushalt haben und wohl freiwillig nie essen würden, wie zum Beispiel:

- Zuckervarianten (wie Fructose, Maissirup, Fruchtsaftkonzentrat, Invertzucker, Maltodextrin, Dextrose, Lactose)
- Chemisch behandelte Öle
- Chemisch behandelte Proteine (Sojaproteinisolat, künstliches Gluten, künstliches Kasein, künstliches Molkenprotein, mechanisch getrenntes Fleisch wie in Chicken Nuggets)
- »Kosmetische« Zusatzstoffe, die Geschmack, Konsistenz oder Aussehen verbessern – oder vielmehr verschleiern – sollen: Aromen, Geschmacksverstärker, Farbstoffe, Emulgatoren, Emulgatorsalze, Süßstoffe, Verdickungsmittel sowie Zusätze gegen oder für die Schaumbildung und Substanzen, die das Volumen erhöhen oder etwas Flüssiges in Gel verwandeln sollen.

Hochverarbeitete Substanzen sind in der Regel sehr energiedicht, enthalten also viele Kalorien. Sie bestehen aus besonders viel Zucker oder Zuckerersatzstoffen, Aromen oder ungesunden Fetten und vielen Zusatzstoffen. All diese Zutaten machen ihr Suchtpotenzial leider besonders hoch. Für die Lebensmittelindustrie sind diese

Substanzen natürlich ein Jackpot, denn sie sind viel kostengünstiger herzustellen als natürliche Produkte, weil sehr billige Grundzutaten verwendet werden, die für sich allein gar nicht gut schmecken müssen. Während eine echte reife Erdbeere köstlich schmeckt, können für das sogenannte Erdbeerjoghurt auch komplett geschmacklose Erdbeeren herhalten – oder letztendlich gar keine echten Erdbeeren enthalten sein. Denn die industrielle Chemieküche verwendet zig Zusatzstoffe, um ihre Produkte besonders geschmackvoll und auch viel länger haltbar zu machen. Damit sind sie für die Hersteller natürlich hochprofitabel. Aber auch für Konsumenten bringen Lebensmittel der NOVA-Gruppe 4 ein paar Bequemlichkeiten mit sich. Auf den ersten Blick zumindest. Denn diese Produkte sind bereits verzehrfertig oder in kürzester Zeit zuzubereiten und stillen damit jeden noch so kleinen Heißhunger ganz besonders schnell.

Die NOVA-Klassifikation ist angenehm unkompliziert und leicht zu merken. Wir brauchen nicht mehr zu rechnen oder uns einzelne verbotene oder empfohlene Nahrungsmittel zu merken. Entscheidend ist nur der Grad der Natürlichkeit.

Gefärbter, proteinreicher, kalorienarmer Müll

Ein zusätzliches Problem ist, dass diese Chemieprodukte sehr aggressiv beworben werden. Schon in den Achtzigerjahren begann man damit, Lebensmittel künstlich mit Vitaminen anzureichern, in den meisten Fällen handelte es sich dabei damals schon um hochverarbeitete Lebensmittel niedrigster Qualität. Die Lebensmittelindustrie hat dadurch den großen Vorteil, dass sie jedes Junkfood als »gesund« vermarkten kann, indem einfach billigste, hochverarbeitete Lebensmittel als »mit Zusatz von Vitaminen« oder »fettreduziert« vermarktet werden. Und »junk« heißt letztendlich nichts anderes als Müll. So können zum Beispiel auch künstlich gefärbte, aromatisierte Frühstücksflocken, die nur aus Zucker, Zuckerersatzstoffen und Zusatzstoffen bestehen, vollmundig als »gesund« verkauft werden. Fertigmahlzeiten mit zwanzig Zusatzstoffen werden betrügerisch als »kalorienarm« oder »salzarm« beworben. Auch Eiweißpräparate sind derzeit ein riesengroßer Trend: Sie wurden ursprünglich von der Sportindustrie entwickelt. Wir alle kennen die besonders unter Bodybuildern beliebten riesigen bunten Plastikdosen mit Proteinpülverchen, die schnelles Muskelwachstum versprechen. Inzwischen ist die gesamte Lebensmittelindustrie auf diesen Protein-Zug aufgesprungen. Sie mischt ein paar Gramm Eiweiß unter Schokolade, Joghurt oder Müsliriegel minderwertigster Qualität, um dann behaupten zu können, diese hochverarbeiteten und extrem ungesunden Produkte seien »proteinreich« und damit der perfekte Snack.

Aufgrund all dieser letztendlich betrügerischen Faktoren haben hochverarbeitete Substanzen inzwischen zunehmend die NOVA-Gruppen 1, 2 und 3 vom Markt gedrängt. So beträgt der Marktanteil an NOVA-Gruppe-4-Produkten in den USA bereits bis zu siebzig Prozent, in England sind es fünfzig Prozent, und auch in Deutschland sind es schon erschreckende 45 Prozent. In Italien und Portugal ist der Anteil mit zehn Prozent immerhin relativ gering. Noch.

Wir essen bereits viel zu viele hochverarbeitete Produkte. Auch vermeintlich harmlose Produkte, wie Fertigmüslis oder Joghurt, gehören dazu.

Hochverarbeitete Suchtmittel

Um genauer zu analysieren, welche Lebensmittel am meisten süchtig machen, untersuchten Forscher der Universität Michigan für eine Studie 518 Personen mit suchtähnlichem Essverhalten. Die Studienteilnehmer erhielten dafür unter anderem eine Liste mit 35 Lebensmitteln, die sie je nach Suchtpotenzial mit Zahlen zwischen 1 (überhaupt nicht suchterzeugend) und 7 (extrem süchtig machend) beurteilen sollten. Die Auswertung ergab eine Liste, die Lebensmittel nach ihrem Suchfaktor staffelt und folgendermaßen aussieht:

Auf den ersten Plätzen stehen die Lebensmittel mit dem allerhöchsten Suchtpotenzial. Und eines fällt sofort auf: Sie sind alle hochverarbeitet. Tatsächlich bestätigten die Forscher bei 92 Prozent der Teilnehmer ein suchtähnliches Essverhalten vor allem in Bezug auf

Studie: Durchschnittliche Lebensmittelbewertung auf einer 7-stufigen Likert-Skala
(1= nicht problematisch, 7= extrem problematisch).[1]

Platz	Lebensmittel	Durchschnitt	Verarbeitet?	GL	Fett (Gramm)	Natrium (Milligramm)
1	Pizza	4.01	J	22	10	551
2	Schokolade	3.73	J	14	13	35
3	Chips	3.73	J	12	10	160
4	Kekse	3.71	J	7	4	63
5	Eis	3.68	J	14	15	98
6	Pommes	3.60	J	21	18	266
7	Cheeseburger	3.51	J	17	28	885
8	Limonade (nicht zuckerfrei)	3.29	J	16	0	15
9	Kuchen	3.26	J	24	10	260
10	Käse	3.22	N	0	9	174
11	Speck	3.03	N	0	12	647
12	Frittiertes Hähnchen	2.79	J	7	26	441
13	Gebäck (einfach)	2.73	J	15	1	450
14	Popcorn (gebuttert)	2.64	J	26	30	771
15	Müsli	2.59	J	22	6	270
16	Gummibärchen	2.57	J	22	0	15
17	Steak	2.54	N	0	24	38
18	Muffin	2.50	J	29	19	380
19	Nüsse	2.47	N	3	13	179
20	Eier	2.18	N	0	7	94
21	Hühnerbrust	2.16	N	0	5	104
22	Brezel	2.13	J	15	1	380
23	Kräcker	2.07	J	11	6	223
24	Wasser	1.94	N	0	0	0
25	Müsliriegel	1.93	J	10	6	160
26	Erdbeeren	1.88	N	1	0	2
27	Maiskolben (ohne Butter oder Salz)	1.87	N	8	1	6
28	Lachs	1.84	N	0	22	109
29	Bananen	1.77	N	12	0	1
30	Brokkoli	1.74	N	0	0	30
31	Brauner Reis (einfach, ohne Sauce)	1.74	N	20	2	2
32	Apfel	1.66	N	4	0	2
33	Bohnen (ohne Sauce)	1.63	N	7	1	2
34	Karotten	1.60	N	2	0	66
35	Gurken (ohne Dip)	1.53	N	0	0	1

[1]Die Informationen in Klammern wurden den Teilnehmenden ausdrücklich mitgeteilt. Diese Entscheidung wurde getroffen, weil sich durch den Zusatz dieser Zutaten die Verarbeitungskategorie und die Nährwertangaben des betreffenden Lebensmittels ändern.

Quelle: *Which Foods May Be Addictive? The Roles of Processing, Fat Content, and Glycemic Load.* PLoS ONE 10(2), 2015

hochverarbeitete Lebensmittel. Die Probanden berichteten, sie versuchten immer wieder, diese Lebensmittel nicht mehr zu essen, schafften es aber einfach nicht. Ein Verhalten wie bei jeder anderen Sucht.

Als ich die Studie las und die »Hitliste« der süchtig machenden Substanzen durchsah, war ich zunächst etwas verwundert, dass Pizza auf Platz 2 der süchtig machenden Substanzen gelandet war, und die Studienautoren sie in der Übersichtstabelle als »processed« und damit als hochverarbeitet bezeichneten. Als ich dann aber bemerkte, dass es sich um eine amerikanische Studie handelte, wurde mir alles klar: In Amerika ist eine Pizza wirklich ein hochverarbeitetes Produkt, denn dort besteht sie in der Regel aus Fertigteig mit zwanzig Zusatzstoffen, Käse aus dem Chemielabor und gentechnisch manipuliertem Belag.

Pizza aus Frankensteins Fettküche

Mit Schaudern erinnerte ich mich an die Pizzen, die ich bei einem Besuch in den USA beim Lieferservice bestellt hatte: Als sie ankamen, wunderte ich mich bereits über die enormen Pizzakartons, begriff aber rasch, warum diese notwendig waren. Denn diese Pizzen entsprachen vom Durchmesser her eher Autoreifen als der normalen, in Italien und auch bei uns üblichen Größe. Als ich die Schachtel öffnete, war auch der Anblick dieser monströsen Dinger grauenerregend: Sie waren unglaublich dick und hoch, höher noch als eine Quiche Lorraine, und hatten noch dazu Pizzaränder, die fast so breit waren wie die Schwimmreifen, die an den Rettungstürmen der *Life Guards* am *Waikiki Beach* baumeln. Der Belag ähnelte eher einem üppigen Gemüsekuchen als einer traditionell ziemlich flachen neapolitanischen Pizza.

Als oberste Schicht dieses Wahnsinns vermischten sich dann noch das chemische Fett des industriellen Käseimitats mit dem Fett einer gummiartigen, nur äußerlich einer Salami ähnelnden Zutat, zu konfluierenden Fettaugen. Wie ekelhaft sie schmeckte, kann ich nicht einmal in Worte fassen, man fühlte sich wie in Frankensteins Küche.

Ich hatte es, ehrlich gesagt, bislang immer etwas übertrieben gefunden, dass die Pizza Napoletana 2005 innerhalb der Europäischen Union als Warenzeichen eingetragen wurde und die zugelassenen Zutaten streng festgelegt sind. »Was soll denn schon so kompliziert sein an einer Pizza?«, hatte ich mir dabei immer gedacht. »Jeder weiß doch, dass da Mehl und Germ in den Teig kommen, Tomaten und Mozzarella oben drauf und vielleicht noch etwas Gemüse dazu. Eben alles, was man so im Kühlschrank findet.« Seit 2010 sind sowohl die traditionelle Zusammensetzung als auch das traditionelle Herstellungsverfahren der Pizza Napoletana im europäischen Register der garantiert traditionellen Spezialitäten (g.t.S., engl. TSG) geschützt.

Die echte Pizza Napoletana darf demzufolge ausschließlich aus den folgenden Grundstoffen bestehen:

- Weichweizenmehl
- Bierhefe
- Natürliches Trinkwasser
- Geschälte Tomaten und/oder kleine Frischtomaten (pomodorini)

- Meersalz oder Kochsalz
- Natives Olivenöl extra

Weitere Zutaten, die wahlweise verwendet werden dürfen, um die Pizza noch ein wenig köstlicher zu machen,
sind Knoblauch und Oregano, frisches Basilikum und
Büffelmozzarella. Das Backen darf ausschließlich in
Holzöfen erfolgen, in denen eine für die Zubereitung
wesentliche Backtemperatur von 485 Grad Celsius erreicht wird. Die Garzeit ist überraschend kurz und darf
sechzig bis neunzig Sekunden nicht überschreiten.

Inzwischen, nach einem Ausflug zu den widerlichen
Produkten der amerikanischen Chemielabors, verstehe
ich die Sorge der Italiener um ihr Kulturprodukt umso
besser. Sie ist wirklich mehr als berechtigt. Denn alleine
dass dermaßen abstoßende und unnatürliche Produkte wie die in den USA gesehenen Pizzen überhaupt den
irreführenden Namen »Pizza« tragen dürfen, ist eigentlich ein echter Skandal.

Die stolze italienische »*Associazione Verace Pizza Napoletana*« wurde deshalb auch als Reaktion auf die Verbreitung von Fastfood- und Tiefkühlpizza gegründet.
Die Vereinigung hat es sich zur Aufgabe gemacht, die
Tradition der echten Pizza Napoletana zu wahren, und
kontrolliert regelmäßig die traditionelle Herstellungs-
weise und die Verwendung der korrekten Zutaten bei
ihren Mitgliedern: Das sind Pizzerien auf der ganzen
Welt, die ihre Pizza als *Verace Pizza Napoletana* – als echte
neapolitanische Pizza – bezeichnen dürfen. Schließlich

ist es, wie hoffentlich klar geworden ist, schlimm genug, dass jeder künstliche und ungesunde Fraß aus dem Chemielabor Pizza heißen darf.

Vielleicht die beste Botschaft dieses Buchs:
Eine echte Pizza ist ein köstliches und gesundes Gericht
aus natürlichen Zutaten, und wir müssen nicht auf sie
verzichten. Buon appetito!

Weizen-Wampe? Chemie-Wampe!

In der Tabelle der süchtig machenden Lebensmittel wirkt es zwar, als sei Pizza generell zu verteufeln, dabei ist eine *echte* Pizza nichts Ungesundes und kann daher sicher jeden Tag bedenkenlos gegessen werden. Weizenmehl ist übrigens auch nur ein weiteres Opfer der Vernebelungstaktik der Lebensmittelindustrie. Wir wissen, dass Weizen schon seit tausenden von Jahren die Menschheit ernährt. Schon zu Beginn der Antike, etwa um 800 vor Christus haben die Etrusker Vorläufer der heutigen Pizza genossen. Sie kamen höchstwahrscheinlich als erste Menschen auf die Idee, einen Fladen aus Mehl, Wasser und Salz mit Zutaten zu belegen und am offenen Feuer auf heißen Steinen zu backen. Die heutige, mit Olivenöl beträufelte und mit Tomatenscheiben sowie Oregano oder Basilikum belegte Pizza ist auch schon seit Mitte des 18. Jahrhunderts nachgewiesen, als die Tomate in Süditalien langsam populär wurde. Übergewicht war damals noch ein Fremdwort, und die Pizza hat nichts daran geändert.

Erst in den letzten Jahrzehnten wurde das in der Pizza enthaltene Weizenmehl als Dickmacher schlechtgemacht und als Ursache der sogenannten Weizen-Wampe zu Unrecht verunglimpft. Dabei wurde wieder einmal versucht, wie in vielen anderen Fällen auch, von den wahren Verursachern des Übergewichts, den hochverarbeiteten Lebensmitteln, abzulenken.

Aber nun zurück zur Studie über die kulinarischen Süchtigmacher: Auch Kuchen, Eis und Muffins, die in der Tabelle als »processed«, hochverarbeitet, bezeichnet und als sehr süchtig machend bewertet wurden, gelten nur dann als Teil der NOVA-Gruppe 4, wenn sie auch wirklich hochverarbeitet sind. Hier ist es wirklich ganz wichtig zu differenzieren: Ein selbstgebackener Kuchen oder selbstgebackene Muffins mit natürlichen Zutaten oder Eis von einer Gelateria, die traditionelle Zutaten verwendet, sind verarbeitete Lebensmittel der NOVA-Gruppe 3. Sie sind aber nicht hochverarbeitet, und wir können sie, ebenso wie eine richtige Pizza, bedenkenlos genießen.

Pizza, Kuchen oder Eis sind nicht unbedingt ungesund und machen auch — in Maßen — nicht dick. Es kommt allerdings sehr darauf an, wie wir sie zubereiten und welche Zutaten wir verwenden.

Convenience-Veganismus

Viele Menschen glauben auch, dass sie besonders gesundheitsbewusst leben, wenn sie sich vegetarisch oder
sogar rein vegan ernähren. Nun bewies allerdings eine
Studie des Zentrums für Public Health der *MedUni Wien*,
dass der Großteil der untersuchten Veganer sich mehr
als die Durchschnittsesser von verarbeiteten Fisch- und
Fleischalternativen, veganen Snacks, Soßen, Kuchen
und anderen Süßigkeiten, Fertiggerichten, Fruchtsäften
sowie raffinierten Getreidesorten ernährte.

Die Studienautoren betonen die Gefahren des hohen Konsums von hochverarbeiteten Lebensmitteln
und warnen vor einer falschen Selbstwahrnehmung
vieler vegan lebender Menschen, die sich zwar für sehr
gesundheitsbewusst halten, es aber, wie die Studie be-
weisen konnte, nicht wirklich sind. Denn der weit ver-
breitete und gesteigerte Verzehr industriell verarbeiteter
Lebensmittel in dieser Gruppe sei als nicht günstig für
die Gesundheit einzustufen. Nur ein erschreckendes
Beispiel: Vegane Fischstäbchen enthalten die unfassbare
Anzahl von bis zu vierzig künstlichen Zusatzstoffen.

Die negativen Auswirkungen von industriell verarbeiteten Lebensmitteln auf die Gesundheit seien inzwischen eindeutig bewiesen, betonen die Wissenschaftler.
Wer sich hauptsächlich von Fertignahrung ernährt, unabhängig davon, ob diese vegan ist oder nicht, hat eine
um 29 Prozent erhöhte Gesamtsterblichkeit. Sein Risiko
für Übergewicht beziehungsweise Adipositas ist um bis

zu 51 Prozent erhöht, jenes für Herz-Kreislauf-Erkrankungen um 29 Prozent und jenes für Diabetes mellitus Typ 2 um 74 Prozent. Das sind wissenschaftlich belegte und eindeutige Zahlen. Ohne jeden Zweifel ist pflanzlich basierte Kost zuträglich für die Gesundheit, auch das zeigt die Wissenschaft. Aber wer sich rein pflanzlich ernährt, sollte wie alle anderen unbedingt den Grad der Verarbeitung der verzehrten Lebensmittel berücksichtigen, fassen die Studienautoren zusammen.

Der Begriff der »Puddingvegetarier« ist schon länger bekannt. Dabei handelt es sich um Menschen, die meist aus ethischen Gründen zwar auf Fleisch und Fisch verzichten, ansonsten aber ihre oft ungünstigen Ernährungsgewohnheiten nicht umstellen. So stehen anstatt von Gemüse und Vollkornprodukten vielmehr Fertigprodukte und Süßigkeiten auf dem Speiseplan, wodurch sie ihren Bedarf an essenziellen Nährstoffen nicht ausreichend decken können. »Entsprechend könnte man ebenso das Convenience-Ernährungsmuster vieler veganer Studienteilnehmer durchaus als ›Pudding-Veganismus‹ bezeichnen«, resümieren die Forscher.

Der Markt bei Fleisch- und Milchersatzprodukten boomt indessen gewaltig. Allein in Europa hat die Lebensmittelindustrie mit veganen Fleisch- und Milchalternativen mittlerweile einen jährlichen Umsatz von 1,7 Milliarden Euro erreicht. Und die Umsätze steigen weiter, da sich die Firmen gerade in dieser Sparte den Heiligenschein des Veganismus aufgesetzt haben und vegane Produkte aggressiv bewerben, die in Wirklichkeit hochverarbeitet sind und der Gesundheit mehr schaden als nützen.

Deshalb möchte ich nochmals betonen: Laut aktuellsten Forschungen ist der einzige Faktor von Lebensmitteln, der für unsere Gesundheit interessant ist, deren Verarbeitungszustand. Von vielen Wissenschaftlern wird daher auch der komplette Verzicht auf Nahrungsmittel der NOVA-Gruppe 4 gefordert. Andere persönliche Interessen, wie Vegetarismus, Veganismus, biologische Produkte oder kulturelle Vorlieben mögen für unser subjektives Empfinden zwar eine Rolle spielen, für unseren Körper aber zählt in erster Linie der Verarbeitungszustand der Lebensmittel.

Vegan heißt nicht automatisch gesund. Hochverarbeitete Fleisch- oder Fischersatzprodukte sollten wir unbedingt meiden. Sie erhöhen die Gesamtsterblichkeit und das Risiko für viele schwere Erkrankungen.

Von Haien und Drogen

In der Natur gibt es mehrere Möglichkeiten, mit Bedrohungen und Feinden umzugehen, die sogenannten Flucht-Kampf-Mechanismen. Ist unser Leben in Gefahr, können wir fliehen, kämpfen oder uns schlicht und einfach totstellen. Unser Organismus nimmt hierbei etwas als Gefahr wahr, analysiert diese und schätzt blitzschnell deren Größe ein. Dadurch wird eine ganze Kaskade körperlicher und psychischer Reaktionen ausgelöst. Unser Körper reagiert dann je nach Art der bedrohenden Gefahr dementsprechend.

Als ich auf Hawaii war, hatte ich beispielsweise gehört, man solle vor einem Hai niemals flüchten. Denn dadurch würde man für ihn als Beute erst recht interessant, und er könne dann gar nicht anders, als seine Jagd durch das Wasser zu beginnen. Jagd. Viel besser, als zu versuchen, panisch davonzuschwimmen, sei es daher, den Hai zu konfrontieren, frontal auf ihn loszuschwimmen und ihm in die Augen zu sehen. Greift er wirklich an, sollte man sogar all seinen Mut zusammennehmen und versuchen, ihn zu verletzen, zum Beispiel, indem man ihm in die Kiemen schlägt, ihm ein Auge einschlägt oder auskratzt.

Im Gegensatz zu einer Haiattacke verfolgen wir in der Klinik bei unseren Drogenpatienten genau die umgekehrte Strategie: Wir raten ihnen im Kampf gegen die Sucht dringend zur Flucht oder sich quasi totzustellen. Wir empfehlen ihnen, die Telefonnummern ihrer Dealer am Handy zu löschen. Wir raten, falls Patienten nach einem Entzug in der Stadt zufällig Bekannte aus der Drogenszene sehen, unauffällig die Straßenseite zu wechseln. Wir legen unseren Patienten nahe, Schanigärten zu meiden, in denen alkoholabhängige Kumpane sitzen könnten. Falls jemand mit Drogen vor ihrer Wohnungstür steht und sie anbieten möchte, raten wir den Patienten dringend, nicht zu öffnen beziehungsweise sich quasi totzustellen.

Wir sprechen mit unseren Patienten nie über Drogenpolitik oder das Problem der organisierten Drogenbanden. Nicht etwa, weil wir die Augen vor diesen Problemen verschließen möchten, sondern aus dem simplen Grund, dass unsere Patienten diesen Faktoren gegenüber komplett machtlos und ausgeliefert sind. Wenn wir die Gefahr beurteilen, ist hier der Feind eindeutig viel stärker als sie, und es hätte gar keinen Sinn zu kämpfen. Unsere Patienten sind viel zu vulnerabel, um sich mit Drogen, Drogenkriminalität und allem, was damit zusammenhängt, zu konfrontieren. Aus diesem Grund empfiehlt sich bei jedem eventuellen Kontakt zu Drogen oder Menschen, die damit zu tun haben, die Flucht, ähnlich wie in der freien Natur, in der eine kleine Antilope auch niemals gegen einen ausgewachsenen Tiger kämpfen würde, sondern versucht, so rasch wie möglich abzuhauen, bevor sie von ihm entdeckt wird. Bist du eindeutig der Schwächere, sind Flucht oder Totstellen immer die richtige Wahl.

Bei süchtigem Essverhalten ist die Situation ähnlich. Die Lebensmittelindustrie und Fastfood-Konzerne sind, ähnlich wie die Drogenindustrie, ein riesengroßes und mächtiges Business. Es wird, wie wir seit langem aus kritischen Reportagen und Dokumentarfilmen wissen, mit allen nur erdenklichen dreckigen Tricks gearbeitet, um die Umsätze immer weiter zu steigern. Als harmlose Normalbürger haben wir nur sehr wenig Chancen, etwas zu verändern. Eine neue Herangehensweise an Ernährung wäre vielmehr eine ziemlich wichtige Aufgabe der Gesundheitspolitik.

Wollen wir etwas für unsere eigene Gesundheit und unser Wohlfühlgewicht tun, haben wir eigentlich nur zwei Möglichkeiten: Wir können vor hochverarbeiteten Lebensmitteln flüchten, oder uns bei ihrem Anblick – im übertragenen Sinne – totstellen. Was bedeutet das in der Praxis? Wir beschäftigen uns einmal eingehend mit der NOVA-Klassifikation und lesen sie uns genau durch. Wir versuchen, möglichst viele Produkte aus der NOVA-Gruppe 1 zu kaufen, die leicht zu erkennen sind. Beim Einkaufen kommen uns nur die besten und natürlichsten Produkte ins Körberl. Wir lesen die Inhaltsstoffe von Lebensmitteln auf der Verpackung. Wir lassen uns nicht täuschen von Bio-Produkten, die ebenso zur NOVA-Gruppe 4 gehören, wenn sie hochverarbeitet sind und Zusatzstoffe wie Verdickungsmittel und Antioxidationsmittel enthalten. Wir wählen den normalen, puren Mascarpone und nicht den mit Emulgatoren. Wir sensibilisieren uns generell für Zusatzstoffe und versuchen diese möglichst emotionslos von unserem Essensplan zu streichen. Und, ganz wichtig: Wir genießen!

Gesunde Ernährung ist gar nicht kompliziert: Wir wählen natürliche, unverfälschte Nahrungsmittel. Abnehmen geht dann ganz nebenbei.

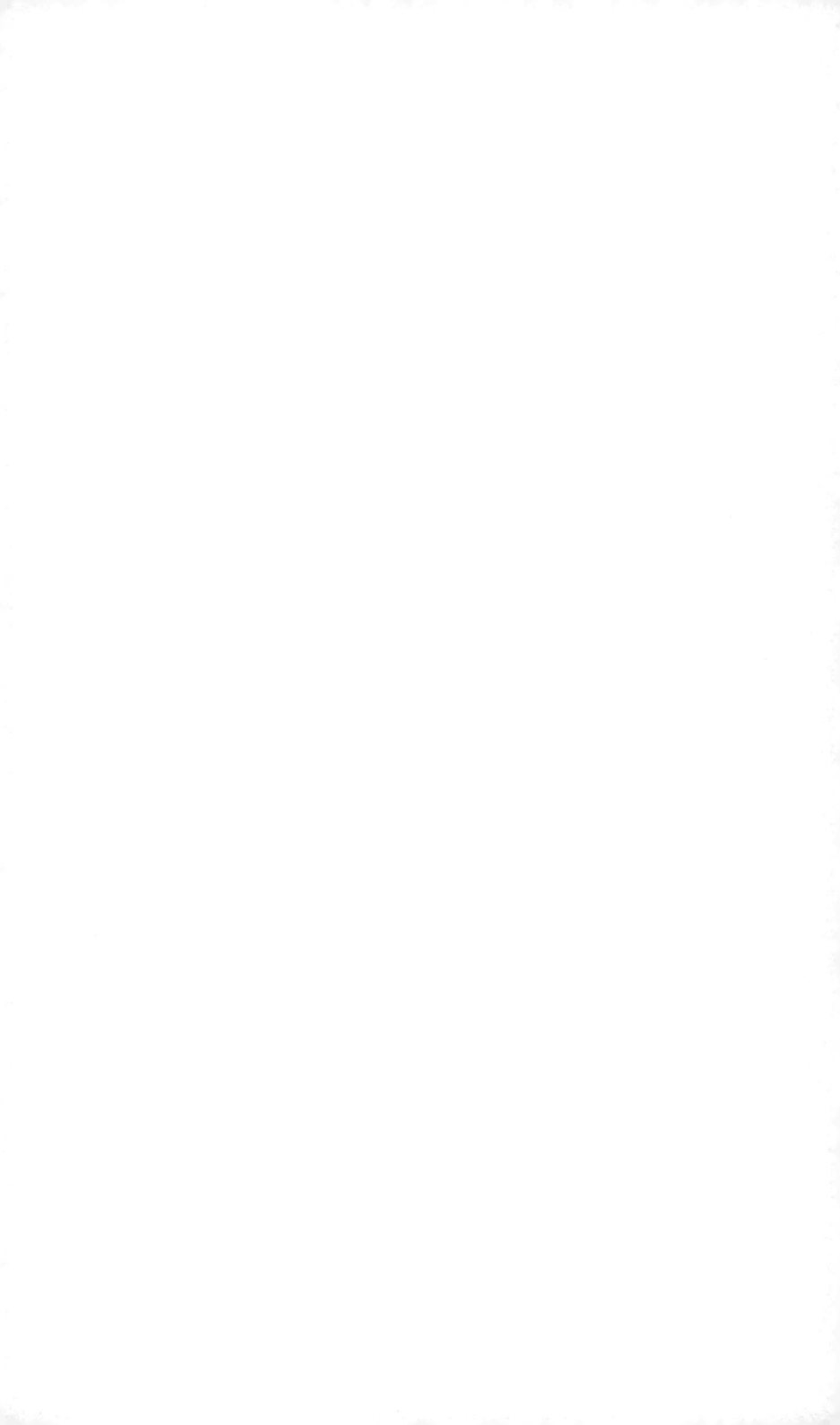

Die sechs Punkte
des Entzugs

»What's your poison?«, fragen Engländer, wenn man bei ihnen eingeladen ist und sie wissen möchten, welches alkoholische Getränk man gerne als Aperitif hätte. »Was ist dein bevorzugtes Gift?« Dass Alkohol und andere Drogen wirklich giftig sind und süchtig machen, weiß jedes Kind. Aber wie ist das jetzt mit dem Essen? Kann das tatsächlich im wahrsten Sinne des Wortes süchtig machen? Studien wie die im vorangegangenen Kapitel zitierte zeigen jedenfalls deutlich, dass vor allem hochverarbeitetes Essen wie ein starkes Suchtmittel wirkt, von dem wir uns befreien oder zumindest so gut es eben geht emanzipieren müssen. Ebenso wie Alkohol macht es nämlich auf lange Sicht unseren Körper kaputt, wenn wir es über die Maßen konsumieren. Aber wie schaffen wir es, von diesen süßen oder salzigen, bunt verpackten Suchtmitteln loszukommen?

Mein Kollege Shird und ich haben sechs Punkte zusammengetragen, die uns allen in der Selbstbehauptung gegenüber Suchtfallen helfen. Wir schreiben hier bewusst »uns allen«, denn wir selbst sind auch nicht gefeit vor den Versuchungen aus dem Supermarkt, wie Sie in den folgenden Kapiteln noch erfahren werden.

Die folgenden sechs Punkte stammen aus unseren Erfahrungen in der Suchtmedizin und sind wirkungsvolle und kraftvolle Werkzeuge im Kampf gegen ungesunde und unnötige Lebensmittel. Wobei die Bezeichnung Lebensmittel eigentlich mehr als unpassend ist, denn für das – gute – Leben dienen sie uns gar nicht. Sie machen uns auf Dauer vielmehr krank. Aber die gute Nachricht:

Wir können ganz viel tun. Mithilfe der folgenden sechs Punkte können Sie sich von der Sucht nach hochverarbeiteten Industrieprodukten emanzipieren und endlich ein gesünderes, leichteres und dazu noch genussvolleres Leben entdecken.

Punkt 1: Regelmäßigkeit

Als wir mit dem Zug am Bahnhof von Lecce in Apulien ankamen, stand die Sonne sehr hoch, und es war brennend heiß. Die Uhr zeigte kurz nach 14 Uhr. Es war der Sommer nach unserer Hawaiireise, und ich unternahm gemeinsam mit meinen beiden jüngsten Töchtern endlich eine schon seit langer Zeit geplante Tour durch das wunderschöne Süditalien. Es sollte endlich einmal eine richtig schöne und entspannende Reise werden, vielleicht auch ein kleiner Ausgleich für die harte und anstrengende Zeit in den USA. Schließlich waren ja nicht nur der Aufenthalt in den USA, sondern auch noch die Monate danach beschwerlich und aufreibend für mich gewesen, mit all den überflüssigen Kilos, der schlecht sitzenden, zu engen Kleidung, einer ständigen Gier nach Essen und den anhaltenden Gedanken an bestimmte Lebensmittel, die mich regelrecht süchtig gemacht hatten.

Inzwischen hatte ich mein süchtiges Essverhalten identifiziert, analysiert und versucht, gewisse Verhaltensweisen zu »korrigieren«, wie die Psychologen es nennen. Ich war nicht mehr die große Gesamtkatastrophe wie direkt nach der gesundheitlich verheerenden Reise in die USA, hatte meine Essgewohnheiten wieder ein wenig normalisiert und inzwischen auch etwas abgenommen.

Mein Zustand, sowohl psychisch als auch figurtechnisch, war aber trotzdem bei weitem nicht mehr so gut wie vor den vielen hochkalorischen und hochverarbeiteten amerikanischen Speisen. Ich sah körperlich immer noch deutlich verändert aus. Aber nicht nur das, auch meine Psyche hatte ganz offenbar gelitten, und ich hatte mich noch immer nicht zur Gänze von den vielen schlechten Einflüssen erholt. Essen und Gewicht blieben weiterhin ein großes Thema für mich. Beide Themen dominierten meinen Alltag in einer Art und Weise, wie sie es vor dieser Reise niemals getan hatten. Wahrscheinlich hatte ich so etwas wie ein »Gewichtsproblem-Burnout«. Irgendwie war inzwischen die Luft raus. Ich hatte längst genug von den jüngst zugelegten Kilos und dem ständigen Ärger mit den hochverarbeiteten Lebensmitteln. Der große Durchbruch hin zu Gesundheit und einem guten Körpergefühl war mir letztendlich noch immer nicht ganz gelungen.

Auf jeden Fall hatte ich mir eine Genussreise nach Süditalien mehr als verdient, fand ich. Ich brauchte endlich eine Auszeit von all diesem Ärger und den kreisenden Gedanken. Auf mich warteten im Süden Dolce Vita, gute Laune, Schönheit und tolles, gesundes, natürliches Essen im Überfluss. Und nachdem ich auf meiner letzten Reise permanent mit dem übelsten amerikanischen

Fraß konfrontiert gewesen war, stand mir meiner Meinung nach eine Reise in ein Land des guten Essens mehr als zu.

In der Geisterstadt

Nach einer langen Zugfahrt waren wir endlich in Apulien angekommen. Endlich war es an der Zeit, mich zu entspannen und meinen Körper zu regenerieren. Jedenfalls dachte ich mir das, während wir unsere Koffer durch die Halle des Bahnhofs Lecce in Richtung Ausgang schoben. Als wir dann allerdings aus dem relativ kühlen Bahnhofsgebäude in die Hitze des apulischen Nachmittags hinaustraten, staunten wir nicht schlecht. Hier sah es leider überhaupt nicht aus wie im berühmten Land der kunstvollen Pizza, handgemachten Pasta und des besten Eises der Welt, sondern eher wie am Filmset eines Westerns. Die Stadt schien menschenleer, niemand war zu sehen. Die Straßen waren leergefegt, keine hupenden Autos, keines der in Italien normalerweise so zahlreich herumwuselnden Mopeds, nicht einmal ein einziger Fahrradfahrer drehte in dieser seltsamen Leere seine Runden.

Die wenigen anderen Passagiere, die mit uns gemeinsam aus dem Zug ausgestiegen waren, hatten sich schnell zerstreut, und nun wirkte alles wie eine Geisterstadt. Alle Fenster waren fest verschlossen, die Rollläden heruntergelassen, kein einziges Geschäft war geöffnet. Es herrschte eine nahezu gespenstische Stille. Ein sanfter, sehr warmer Wind wehte und blies Sand durch die menschenleeren Straßen wie in einer Wüstenstadt. Lediglich eine Katze sahen wir, die sich geduckt unter einem Auto vor der Hitze versteckt hatte. Fast konnte man glauben, eine Nuklearkatastrophe sei geschehen.

Wir hatten aber jetzt erst einmal ein praktisches Problem. Denn auch die Taxistände waren verlassen. Was uns sehr wunderte. Lecce war doch gar nicht so eine kleine Stadt, sie hat fast 100.000 Einwohner, das hatte ich vor unserem Trip im Reiseführer gelesen. »Wahrscheinlich sind gerade alle Taxis unterwegs«, dachte ich mir. Wir mussten nur ein bisschen Geduld haben, jeden Moment würde eines um die Ecke biegen. Wir hatten über Airbnb für zwei Nächte eine schöne Altbauwohnung im historischen Zentrum von Lecce gebucht und wollten dann an die Küste weiterfahren, so lautete jedenfalls der Plan. Mit dem Vermieter hatten wir vereinbart, uns in der Wohnung zu treffen, zu der wir mit einem Taxi fahren mussten, weil es zu weit zum Gehen war. Vor allem bei dieser sengenden Hitze. Leider ließ dieses Taxi weiterhin auf sich warten und wollte eben nicht einfach um die Ecke biegen wie in meiner romantischen Fantasie.

Wir warteten eine Viertelstunde, wir warteten eine halbe Stunde. Wir schwitzten. Wir waren erschöpft von der langen Zugfahrt. Wir hatten Hunger. Um uns herum weiterhin nur Westernstadt-Wüstenstimmung. Alle Vorräte von der Fahrt waren längst aufgegessen, unsere Wasserflaschen bis auf den letzten Tropfen leer. Nach einer endlos wirkenden Dreiviertelstunde rief ich schließlich unseren Vermieter an und berichtete verzweifelt von unserem

Problem, der ausgestorbenen Stadt ohne Taxis und ohne eine Menschenseele. Alberto hatte lange an der Universität von Lecce unterrichtet und sprach zu unserem Glück sehr gut Englisch. »Aber Iris«, lachte er ins Telefon, »das ist vollkommen normal, es ist doch die Zeit der Siesta!«

Siesta also. Und doch keine Nuklearkatastrophe. Aber war diese Geschichte von der Siesta, dem traditionellen Mittagsschlaf in den südeuropäischen Ländern, denn nicht nur ein Vorurteil, das längst nur mehr in den Reiseführern zu finden war? Wenn ich mir allerdings das verwaiste Stadtbild so anschaute, dann wirkte diese Mittagspause, in der alles zugesperrt wurde, doch plötzlich sehr real und gar nicht wie ein italophiles, romantisches und vor allem veraltetes Italienklischee. »Alle machen hier nach dem Mittagessen Siesta. Und natürlich auch die Taxifahrer!«, erklärte mir Alberto später, als wir unser Gepäck in den winzigen Kofferraum eines Fiat 500 luden, mit dem er uns netterweise am Bahnhof abholte. »Das gehört zu unserem Tagesablauf dazu. Während der Mittagsstunden wäre es schließlich auch viel zu heiß, um irgendetwas anderes zu tun als zu schlafen.«

Die Siesta ist so gesehen eine sehr kluge Erfindung. Man muss wirklich nicht gerade um drei oder vier Uhr nachmittags einkaufen gehen, wenn die Tagestemperatur mit vierzig Grad im Schatten ihren Höhepunkt erreicht. Das leuchtete selbst mir als Schoko-Junkie ein.

Die südeuropäische Siesta ist eine kluge Erfindung, weil sie uns eine gesunde und lange Essenspause auferlegt.

Positive Grenzen

Leider muss ich zugeben, dass ich mich trotzdem am ersten Tag nach unserer Ankunft genau um diese Zeit auf die Suche nach etwas Essbarem machte. Ich wollte mich doch nur mit ein paar kleinen Stückchen Schokolade oder ein paar winzigen Schokokeksen für die anstrengende Reise belohnen. Doch natürlich stand ich vor verschlossenen Türen, Bäckereien und Supermärkte hatten ausnahmslos zu. *Chiuso*. Geschlossen. Die Stadt war wieder eine schlafende Geisterstadt, und es bestand nicht einmal die winzigste Chance, ein geöffnetes Geschäft und auch nur einen einzigen Schokokrümel zu finden.

»Wenn wir die Grenzen als gut empfinden, wenn wir sie positiv bewerten, können sie sogar sehr angenehm für uns sein«, hatte mein Kollege, der Suchtmediziner Shird, einmal gesagt, als wir über Grenzen diskutierten, die uns im Kampf gegen alte Gewohnheiten begegnen. Und in den folgenden drei Wochen sollte ich am eigenen Leib erleben, wie recht er mit dieser klugen Aussage hatte. Vielleicht nicht gerade am ersten Tag, dem Tag nach der Ankunft am Bahnhof in Lecce, als ich die geschlossenen Geschäfte noch umkreiste wie eine hungrige Löwin oder wie die Patienten unserer Entzugsstation vor der Medikamentenausgabe.

Aber bereits nach kurzer Zeit gewöhnte ich mich daran, dass es hier nicht möglich war, ständig und überall zu snacken. Denn prinzipiell wusste ich ja sehr genau, wie ungesund diese Zwischenmahlzeiten sind und wie folgenreich für die Figur. Ich hatte gelernt, dass zwei bis drei Mahlzeiten pro Tag eigentlich vollkommen ausreichen sollten.

Die Grenzen, die mir die Siesta bescherte, wirkten. Zunächst konnte ich es kaum glauben, aber mit der Zeit fiel es mir immer leichter, auf die süßen Snacks zu verzichten. Offensichtlich lief dabei Folgendes ab: Weil während der Siesta kein einziges Geschäft geöffnet hatte, hatte ich nach und nach auch gar kein Bedürfnis mehr, mir in einem Supermarkt oder einer Bäckerei ständig etwas zu naschen zu holen. Wenn es überall und zu jeder Zeit Essen gibt, kostet es uns dementsprechend viel Kraft, wirklich nur dann zu essen, wenn es unser Körper braucht und es ihm guttut.

Grenzen wirken. Ist Essen nicht jederzeit verfügbar, hilft uns das, nicht über unseren Hunger zu essen.

Entzug dank regelmäßiger Essenszeiten

»Grenzen geben Sicherheit«, sagen Psychologen gerne. Und durch diese unverrückbaren Grenzen bezüglich der Essenszeiten, die mir gleich am ersten Tag des Urlaubs von außen auferlegt wurden, konnte mein Gehirn die neue Situation rasch akzeptieren. Ich akzeptierte diese Grenzen nicht nur, ich empfand sie sogar als gut und angenehm. Genau wie mein Kollege Shird prophezeit hatte.

Auch kam es mir während dieser gesamten Zeit nie so vor, als würde ich leiden oder etwas aushalten müssen. Ich fühlte mich auch nicht besonders diszipliniert oder beherrscht, denn schließlich machte ich auch nichts anderes als all die Menschen in meiner Umgebung. Vielmehr waren diese längeren Essenspausen zwischen den Mahlzeiten für mich völlig normal geworden. Ich empfand es als regelrecht entspannend, meine Grenzen klar zu kennen und nicht ständig und überall neuen Verlockungen ausgesetzt zu sein. Dagegen kam mir das grenzenlose Daueressen, wie es in den USA üblich ist, inzwischen regelrecht absurd und surreal vor. Künstliche, von außen auferlegte Grenzen können uns sehr helfen, das will ich mit meiner italienischen Anekdote zeigen. Es ist allerdings wichtig, dass wir mit diesen äußeren Grenzen auch wirklich tief in unserem Inneren einverstanden sind. Denn wir widersetzen uns Regeln und Grenzen im Prinzip nur dann, wenn wir sie als ungerecht empfinden.

Wir können unsere Einstellung und Grenzen als positiv und angenehm empfinden, statt gegen sie anzukämpfen.

Druck funktioniert nicht

Auf unserer Entzugsstation zum Beispiel erleben wir regelmäßig Patienten, die eigentlich selbst gar keinen Drogen- oder Alkoholentzug machen möchten, aber viel Druck von ihrer Familie bekommen. Das klappt niemals. Denn die abhängigen Menschen müssen von sich aus einen Entzug wollen. Sie müssen selbst den Wunsch dazu spüren und äußern. Nur dann können wir ihnen helfen, weil sie nur dann auch die vorgegebenen Grenzen und

Regeln der Entzugsstation akzeptieren und annehmen werden.

Immer wieder erlebe ich Angehörige von Drogenpatienten, die glauben, sie könnten die abhängigen Menschen quasi einfach bei uns abgeben und nach dem Entzug wie verwandelt und wiederhergestellt wieder abholen. Aber das kann einfach nicht funktionieren. Denn wenn jemand seine Sucht eigentlich selbst gar nicht wirklich bekämpfen möchte, sondern nur dem Druck seiner Umgebung nachgibt, wird er die vorgegebenen Grenzen komplett ablehnen und alles tun, um weiterhin heimlich Drogen oder Alkohol konsumieren zu können.

In Süditalien hätte ich mich ja eigentlich bequem und unkompliziert am Vormittag mit genügend köstlichen sizilianischen Cremerollen, knusprigen Mandelkeksen, weichen Marzipantörtchen, Tiramisu oder Schokoladepralinen eindecken können, um dann am Nachmittag, während der Siesta, hemmungslos zu naschen. Aber ich kam gar nicht auf die Idee. Und zwar schlicht und einfach aus dem Grund, dass ich diese regelmäßigen Essenszeiten als gut, gesund und vollkommen richtig empfand. Ich spürte schon nach kurzer Zeit, wie gut sie meinem Körper taten. Inzwischen hätte ich es als eigenartig und irgendwie unpassend oder fehl am Platz empfunden, Süßigkeiten einfach so zwischendurch zu essen. Schließlich aß sie hier in Italien jeder andere Mensch nahezu ausschließlich als Dessert.

Erst, wenn wir selbst bereit sind, unser Leben — oder unsere Ernährung — zu ändern, sind wir bereit, Einschränkungen zu akzeptieren.

Seltener essen, gesünder leben

Viele Jahre lang war seitens der Wissenschaft behauptet worden, häufige Zwischenmahlzeiten seien gut für unsere Gesundheit. Es hieß, Menschen, die häufiger essen, seien gesünder und schlanker, sie hätten seltener kardiovaskuläre Erkrankungen und einen niedrigeren Body Mass Index (BMI), also ein auf ihre Körpergröße bezogen niedrigeres Gewicht. Inzwischen sind all diese Studien aber widerlegt. Für eine sehr große Studie haben beispielsweise die Ernährungsmedizinerin Hana Kahleova und ihr Team das Essverhalten von über 50.000 Studienteilnehmern aus den USA und Kanada untersucht. Interessanterweise zeigte sich dabei, dass Probanden, die mehr als drei Mahlzeiten pro Tag zu sich nahmen, einen signifikant höheren BMI hatten. Den niedrigsten BMI hatten Menschen mit nur ein bis zwei täglichen Mahlzeiten. Wichtig war auch die Dauer des nächtlichen Fastens, denn Menschen mit längeren nächtlichen Essenspausen hatten signifikant niedrigere BMI.

Zum gleichen Schluss kommt auch der italienische Sportmediziner Antonio Paoli von der Universität in Padua. Mit seinem Team konnte er zeigen, dass die Häufigkeit der Mahlzeiten ganz klar mit dem Gewicht und der generellen Gesundheit zusammenhängt.

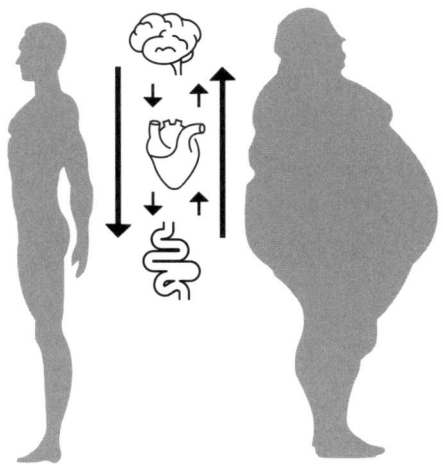

Zwei bis drei Mahlzeiten am Tag	Mehr als sechs Mahlzeiten am Tag
Frühstück	Kein Frühstück
Letzte Mahlzeit zwischen 15 bis 16 Uhr	Letzte Mahlzeit sehr spät abends
Späte Mahlzeiten vermeiden	Viel Fett und viel Zucker
Erhöhter Proteingehalt in den Mahlzeiten	Kurze Fastenzeit
Zwölf bis 15 Stunden Fasten	

↑	AMPK	Insulinsensitivität	↓
↑	Insulinsensitivität	Gesamtcholesterin	↓↑
↓	Gesamtcholesterin	Hunger	↑
↓	Hunger	Entzündungsgefahr	↑
↓	Entzündungsgefahr	Störung des zirkadianen Rhythmus	✓
✓	Optimierte Autophagie	Negative Veränderung der Mikrobiota	✓
✓	Verbesserter zirkadianer Rhythmus		

Auswirkung unterschiedlicher Essenzeiten und -frequenzen auf verschiedene Variablen.

Quelle: Nutrients 2019, 11, 719

Snacks machen krank

Aktuell laufen viele große Studien, in denen die Be-
deutung der Häufigkeit von Mahlzeiten erforscht wird.
Diese Studien sind oft prospektiv, das heißt in diesem
Fall: Über einen längeren Zeitraum werden gesunde
Menschen beobachtet und die Auswirkungen ihrer Ernährung auf ihre Gesundheit gemessen. Die ersten Ergebnisse erhärten den Verdacht, dass es bei Menschen,
die mehr Zwischenmahlzeiten konsumieren, viel häufiger zu Gewichtszunahme, erhöhten Abdominal- und Le-
berfettwerten und Typ-2-Diabetes kommt. Als Ursachen
vermuten die Forscher eine insgesamt höhere Kalorien-
zufuhr durch die vielen Mahlzeiten. Und die schlimms-

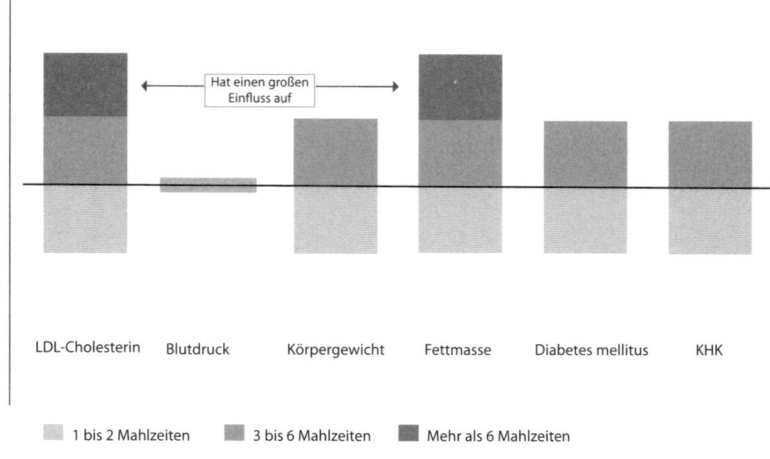

Auswirkungen der Häufigkeit von Mahlzeiten auf verschiedene Risikofaktoren
kardiovaskulärer Erkrankungen und Krankheiten.

Quelle: Nutrients 2019, 11, 719

ten Übeltäter heißen: Snacks. Das Hauptproblem dabei ist das unbewusste Essen. Schon frühere Studien hatten gezeigt, dass Menschen, die snacken, ihre zahlreichen konsumierten Minimahlzeiten kaum noch registrieren. Auf diese Weise kommen sie auf eine insgesamt viel höhere Kalorienzahl pro Tag, wovon ein großer Anteil fast vollkommen unbemerkt eingenommen wird.

Die bereits erwähnte Studie von Antonio Paoli und seinem Forscherteam analysierte auch Zivilisationserkrankungen im Zusammenhang mit der Häufigkeit von Mahlzeiten und fand heraus, dass viele Mahlzeiten pro Tag das Risiko für Übergewicht, erhöhte Blutfettwerte, Diabetes und kardiovaskuläre Erkrankungen erhöhen. Wenig überraschend reduzieren weniger tägliche Mahlzeiten das Risiko deutlich.

Siesta statt Reizüberflutung

Außerdem beschreiben viele Forscher, dass Menschen mit vielen täglichen Mahlzeiten durch den andauernden Kontakt zu Essen und die ständig wahrgenommenen Essensreize in der Folge auch mehr Hungergefühle entwickeln. In Süditalien war mir das ganz deutlich aufgefallen: Durch die zeitliche Essensbeschränkung der Siesta waren für mich viel weniger Essensreize vorhanden. Ich fühlte mich nicht so reizüberflutet mit Nahrung wie sonst oft. Besonders in den USA, aber auch zu Hause in Österreich sind die Geschäfte den ganzen Tag geöffnet, und Essen lacht einen andauernd an, was ja manchmal wirklich lästig werden kann, weil man ständig aktiv

Nein sagen muss zu diesem oder jenem Snack. Durch die Siesta kamen bei mir irgendwann auch deutlich weniger Hungergefühle auf. Oft dachte ich überhaupt nicht ans Essen, bis ich wirklich Hunger hatte. Wer dauernd snackt, hat vielleicht sogar schon vergessen, wie sich echter Hunger und ein leerer Magen anfühlen.

Einen ganz besonders wichtigen Faktor zeigt das Forschungsergebnis der eingangs erwähnten großangelegten Studie von Hana Kahleova: Regelmäßigkeit. Menschen haben einen signifikant niedrigeren BMI, wenn sie ihre Mahlzeiten zu regelmäßigen Zeiten zu sich nehmen. Die Forscher machen dafür die Sättigungshormone *Leptin* und *Ghrelin* verantwortlich. Sie befinden sich nach Ansicht der Wissenschaftler bei regelmäßigen Essenszeiten in einem viel stabileren Gleichgewicht. Wer ständig zwischendurch snackt, bringt dagegen sein hormonelles Gleichgewicht vollkommen durcheinander. Auch von mehreren anderen Wissenschaftlern wurde die Regelmäßigkeit der Mahlzeiten als besonders wichtiges Werkzeug zur Gewichtskontrolle benannt.

Fixe Mahlzeiten machen also schlank. Das hat neben den hormonellen aber auch psychologische Gründe. Schließlich wird die Wertigkeit der Mahlzeiten als viel höher eingeschätzt, wenn Essen nicht ständig verfügbar ist. Essen wir zu fixen Zeiten, ist das Essen ritualisiert und wird zelebriert. Wenn wir wissen, dass es zum Beispiel nach dem Mittagessen erst abends wieder etwas gibt, dann nehmen wir das Mittagessen anders und intensiver wahr. Die Mahlzeiten sind etwas Besonderes, wir nehmen sie viel ernster, als wenn ohnehin nach amerikanischer Dauer-Ess-Manier kurz nach jeder Mahlzeit grenzenlos weitergesnackt wird.

Ständiges Snacken bringt die Hormone durcheinander.
Regelmäßigkeit hält die Sättigungshormone Leptin
und Ghrelin in Balance.

Mahlzeiten genießen statt Fastfood verschlingen

Während der Reise durch Süditalien saßen wir oft viele Stunden im Zug oder Bus, gemeinsam mit zahlreichen Italienern. Dabei fiel mir eines ganz besonders auf: Keiner der italienischen Mitreisenden aß etwas! Während der langen, mehrstündigen Fahrten schliefen die Menschen, lasen oder hörten Musik, aber keiner stopfte irgendwelche Snacks in sich hinein. Mein Fazit: Bevor die Italiener unterwegs ein beliebiges, lausiges, hochverarbeitetes Produkt konsumieren, lassen sie lieber eine Mahlzeit ausfallen. Deshalb kam ich mir bald regelrecht seltsam vor, als einzige Passagierin im gesamten Großraumwagen oder Reisebus mit eigens mitgebrachten Croissants und Gummibärchen zu sitzen. Mit der Zeit gewöhnte ich es mir ab. Und man stirbt ja wirklich nicht gleich den Hungertod, wenn man einmal eine Mahlzeit ausfallen lässt. Im Gegenteil: Man ist weniger müde.

Am Strand zeigte sich ein ähnliches Bild: Die Italiener sonnten sich, spielten Beachtennis oder warfen Wasser-, Fuß- oder Volleybälle durch die Luft, bauten mit ihren

Kindern Sandburgen, spielten Boccia oder spazierten genüsslich am Strand entlang. Eine Sache tat niemand: Wirklich kein Mensch aß am Strand. Eventuell ging man dafür in die Strandbar oder in eine nahe gelegene Gelateria, um ein Eis zu essen oder einen Espresso zu trinken, was letztendlich ja auch wieder eine Begrenzung darstellt.

Kühltaschen, literweise Softdrinks, Chips-Packungen und Berge von mitgebrachtem styropor- und aluminiumverpacktem Fastfood wie in den USA? Das wäre in Italien absolut undenkbar. Dafür leeren sich dort die Strände gegen Mittag, wenn alle nach Hause oder ins Restaurant gehen, kultiviert mit Besteck und Tellern essen – und nicht mit den Fingern aus dem Styropornapf – und danach ihre Siesta halten.

Und wie man sieht, hat Italien Erfolg damit: Denn italienisches Essen gehört nicht nur zu den beliebtesten weltweit, auch der niedrige Durchschnitts-BMI der Italiener ist bekannt.

Europaweit sind die Franzosen und die Italiener am schlanksten. Das liegt auch daran, dass sie ihre hochwertigen Mahlzeiten zelebrieren und kaum snacken.

Verantwortung statt Opferrolle

»Kannst du mir nicht einen Essensplan schreiben und mir genau sagen, was ich essen soll, damit ich endlich abnehme?«, höre ich oft von Freunden oder Bekannten. Nein, das kann ich leider nicht, und das würde ich auch niemals tun. Denn jeder von uns ist individuell, jeder hat andere Vorlieben, Routinen und auch ganz unterschiedliche Möglichkeiten, überhaupt an gute Lebensmittel zu kommen. Dazu kommen noch unterschiedliche Bio- und Arbeitsrhythmen, andere Essenszeiten und kulturelle Hintergründe. Außerdem wechseln auch noch je nach Jahreszeit die Verfügbarkeit frischer Lebensmittel und die Bedürfnisse unseres Körpers. Im Sommer gibt es deutlich mehr frisches, heimisches Gemüse, im Winter brauchen wir mehr Kalorien, wenn wir viel draußen sind.

Jeder kann daher nur für sich selbst einen Plan machen. Jeder muss sich selbst seine Grenzen setzen. Ein Programm oder einen Essensplan zu befolgen, den andere für uns erstellt haben, würde nur bedeuten, die Verantwortung abzugeben, sich selbst nicht in den Plan einzubringen, sein Schicksal in fremde Hände zu legen und passiv in der Opferrolle zu bleiben.

Ganz klar, viele von uns sind entmutigt, haben vielleicht auch längst ein »Übergewichts-Burnout«. Sie können das Thema nicht mehr hören, es frustriert sie ungemein, weil die Pfunde nicht purzeln, und sie sehnen sich nach einem Plan, der endlich funktioniert.

Das ist mehr als verständlich. Aber hier können wir wirklich nur an Sie appellieren, den Mut nicht zu verlieren und nicht aufzugeben. Es ist schließlich noch gar nicht so lang bekannt, wie schädlich und gefährlich hochverarbeitete Nahrungsmittel wirklich sind und wie stark sie sich auf Übergewicht und die ganze Gesundheit auswirken. Aber vielleicht erleichtert Sie der folgende Gedanke: Zahlreiche Abnehmversuche sind in Wirklichkeit gar nicht an mangelnder Motivation oder zu wenig Sport gescheitert, sondern alleine an diesen unguten, giftigen, süchtig- und krankmachenden Substanzen.

Geben Sie sich bitte noch eine Chance!

Für unseren Alltag bedeutet das:

- ○ Wir bestimmen unsere Mahlzeiten, die Häufigkeiten und die Uhrzeiten selbst.
- ○ Zwei bis drei Mahlzeiten pro Tag sind ausreichend.
- ○ Bevor wir hochverarbeitete Produkte essen, lassen wir lieber eine Mahlzeit aus.
- ○ Wir verabschieden uns von Plänen oder Programmen, die andere Menschen für uns erstellt haben.
- ○ Stattdessen setzen wir uns mit unserer Ernährung auseinander und bestimmen selbst, was wir essen.

Punkt 2: Versteckte Drogen

An unserer Suchtabteilung gibt es für die Patienten regelmäßige Schulungen durch Ernährungsberater, in denen sie von verstecktem Alkohol in Lebensmitteln und bestimmten Gerichten erfahren. Dass Alkohol in Rumkugeln, Punschkrapferln oder einer Eierlikörtorte enthalten ist, weiß vermutlich jeder. Was allerdings weit weniger bekannt ist, ist die Tatsache, dass sich Alkohol auch in zahlreichen anderen Lebensmitteln findet, bei denen man womöglich überhaupt nicht damit rechnen würde.

Aus diesem Grund raten wir alkoholabhängigen Patienten immer dringend, sich bei verpackten Lebensmitteln die Inhaltsstoffe genau durchzulesen. Denn auch in Fertigkuchen, Desserts, Biskuitrollen mit Füllung, Süßigkeiten, Milchbrötchen oder Croissants mit Kakaocreme kann Alkohol enthalten sein. Bei Kuchenriegeln wie zum Beispiel Milka Tender wird Alkohol zur Verbesserung der Haltbarkeit verwendet. Die Industrie aromatisiert Fertigsuppen oft zusätzlich mit Wein oder Sherry, ebenso wie Saucen, Salatdressings oder Fertiggerichte. Eintöpfe können mit Likör, Gin, Cognac, Calvados, Whiskey, Weiß- oder Rotwein gewürzt sein. Sogar in Eis kann Alkohol enthalten sein, nicht nur in Malaga-Eis oder im legendären *Sturm-Eis* des bekannten österreichischen Produzenten *Eis Greissler*, sondern unter anderem auch in auf den ersten Blick harmlos und alkoholfrei wirkendem Schokolade-, Karamell- oder Orangeneis.

Noch schwieriger wird es bei lose verkauften Lebensmitteln, wie zum Beispiel Kuchen oder Krapfen mit Vanillefüllung von der Bäckerei oder Süßigkeiten. Von Mahlzeiten in Cafés oder in Restaurants brauchen wir gar nicht erst sprechen, da versteht es sich von selbst, dass sich theoretisch in jeder Speise ein Schuss Alkohol verstecken kann. Hier bleibt uns nur, den Verkäufer oder Kellner direkt nach einem möglichen Alkoholgehalt der Speisen zu fragen, auch wenn das vielen unangenehm ist. Ein Rückfall ist garantiert unangenehmer.

Wir raten alkoholabhängigen Patienten deshalb dringend, genau darauf zu achten, welche Lebensmittel sie zu sich nehmen, weil versteckter Alkohol in Lebensmitteln desaströse Auswirkungen haben kann. Schon geringste Mengen können für einen Alkoholrückfall der Patienten mitverantwortlich sein. Erfahrungsgemäß kann der Geschmack oder Geruch von Alkohol in Nahrungsmitteln quasi »triggern«. Das bedeutet, dass durch den Schlüsselreiz ein Flashback ausgelöst werden kann. Die betroffene Person hat dabei ein plötzliches und intensives Wiedererleben eines vergangenen Erlebnisses oder früherer Gefühlszustände, wie das Gefühl eines Alkoholrauschs, sowie die Entspannung und Gelassenheit, die damit in der Regel einhergehen. Dieses Wiedererleben kann so stark sein, dass die Person unfähig ist, sie als Erinnerung zu erkennen, und sie regelrecht wie ein aktuelles, jetzt gerade in diesem Moment stattfindendes Ereignis erlebt. Die Folge: Die Reizschwelle sinkt, und Patienten erleben ein sogenanntes *Craving*, eine unbändige Gier nach Alkohol, und damit eine Art unstillbares Bedürfnis, wieder zu trinken. Ich höre zum Beispiel immer wieder von Patienten, dass sie alkoholfreies Bier getrunken haben – nicht wissend, dass es in geringer Menge Alkohol enthält. Daraufhin bekommen sie dann früher oder später Lust, ein »richtiges« Bier zu trinken, weil schon diese kleine Alkoholmenge eine massive Lust auf einen Rauschzustand ausgelöst hat.

*Schon geringste Mengen Alkohol bringen Ex–Alkoholiker
in die Gefahr eines Rückfalls. Ähnliches spielt sich bei der
Sucht nach hochverarbeiteten Lebensmitteln ab.*

Hochverarbeitete »Hausmannskost«

Als ich letztens das Kochmagazin einer Supermarktkette durchblätterte, fiel mir auf, bei wie vielen der Rezepte hochverarbeitete Substanzen hinzugefügt werden. Da gab es Gewürzguglhupf mit Erdnussbutter, welche in den meisten Fällen eben nicht aus natürlichen und gesunden Erdnüssen besteht, sondern aus hochverarbeiteten Ölen wie dem potenziell krebserregenden Palmöl, Zuckerersatzstoffen, Stabilisatoren und gentechnisch veränderten Erdnüssen. Oder einen »Original Elsässer Flammkuchen« auf Basis eines nicht gerade schmackhaft klingenden Fertigteigs mit Emulgatoren, Backtriebmitteln und haltbarmachenden Antioxidationsmitteln. Oder ein »Zitronen-Kokos-Brotpudding« mit hochverarbeitetem Toastbrot aus dem Plastiksackerl. Als »vegan« rühmen sich die »Kohlrouladen mit pflanzlichem Faschiertem«, enthalten aber leider dafür diverse Aromen, Verdickungsmittel und Stabilisatoren. Mit den guten, alten selbstgemachten süßen Knödeln haben die »Schokomaroni-Knödel« rein gar nichts zu tun, denn sie bestehen aus Fertig-Erdäpfelteig, Emulgatoren, einem Antioxidationsmittel, Süßstoffen und Aromen.

Unwillkürlich fielen mir, während ich diese Zeitschrift durchblätterte, die Lebensmittel mit verstecktem Alkohol ein, vor denen wir unsere Patienten immer warnen: Denn dies hier war im Prinzip genau dasselbe, nur dass in den sogenannten hausgemachten Köstlichkeiten, der »Wohlfühlküche«, den »Rezepten für Gemütlichkeit« und der »pflanzlichen Hausmannskost« kein

Alkohol versteckt war, dafür aber eine unglaubliche Vielzahl hochverarbeiteter Substanzen. Diese können bei uns dann ebenso katastrophale Folgen haben wie der versteckte Alkohol für unsere ehemaligen Patienten.

Besonders perfide sind die erfundenen Marketing-Sprüche, denn die angepriesenen »Süßigkeiten, die verwöhnen«, die »Teejause als Wohltat für uns und unsere Lieben« und die »genussvollen Köstlichkeiten« verwöhnen uns in Wirklichkeit gar nicht. Sie tun uns und unseren Lieben absolut nichts Gutes, sondern manipulieren stattdessen unser Gehirn. Sie lösen einen regelrechten Suchtdruck aus und den Drang, noch mehr von den hochverarbeiteten Substanzen zu konsumieren.

Hochverarbeitete Substanzen stecken oft auch in scheinbar harmlosen Lebensmitteln. Sie wirken wie Drogen und lösen die Gier nach immer mehr aus.

Suchtmittel Fett und Zucker

Hochverarbeitete und kalorienreiche Lebensmittel machen süchtig, so viel sollte mittlerweile klar geworden sein. Überraschenderweise schaden aber selbst kleine Mengen dieser hochverarbeiteten Substanzen, die gemeinerweise auch sehr gut versteckt sein können. Wer sie regelmäßig konsumiert, kann damit tiefgreifende Veränderungen im Gehirn auslösen, die auch in MRT-Bildern nachweisbar sind. Studien zeigten nämlich, dass der regelmäßige Konsum hochverarbeiteter Substanzen unser Belohnungssystem im Gehirn verändert.

Forscher untersuchten dafür Probanden, die acht Wochen lang, zusätzlich zu ihrer Ernährung, entweder einen fett- und zuckerreichen oder einen fett- und zuckerarmen Shake erhielten. In den funktionellen MRT-Bildern des Gehirns zeigte sich, dass es bei der Patientengruppe, die den fett- und zuckerreichen Shake konsumiert hatte, beim Anblick von fett- und zuckerreichen Nahrungsmitteln zu einer – verglichen mit den Untersuchungen vor Studienbeginn – deutlich gesteigerten Aktivierung des Belohnungssystems kam.

Aber damit nicht genug. Zusätzlich sank bei diesen Versuchsteilnehmern nach den acht Wochen auch das Interesse für fettarme und zuckerarme Nahrungsmittel. Diese Auswirkungen zeigten sich auch bei normalgewichtigen Probanden. Das lässt darauf schließen, dass die Veränderungen am Belohnungssystem alleine durch den Konsum der Shakes entstanden sind, und nicht durch eventuelle metabolische oder hormonelle Veränderungen im Rahmen eines bestehenden Übergewichts. Die Wissenschaftler warnen daher in ihrer Zusammenfassung strikt vor dem Konsum von fett- und zuckerreichen Lebensmitteln, da diese wie Drogen wirken können und Veränderungen des Neuroverhaltens auslösen. Dadurch erhöht sich in der Folge das Risiko für Überessen und Gewichtszunahme deutlich, alarmierten die Forscher.
Der ständige Konsum hochverarbeiteter Substanzen ist also gefährlich – selbst wenn es sich nur um eher kleine Mengen handelt, die eventuell versteckt sind und daher gar nicht bewusst wahrgenommen werden. Essen

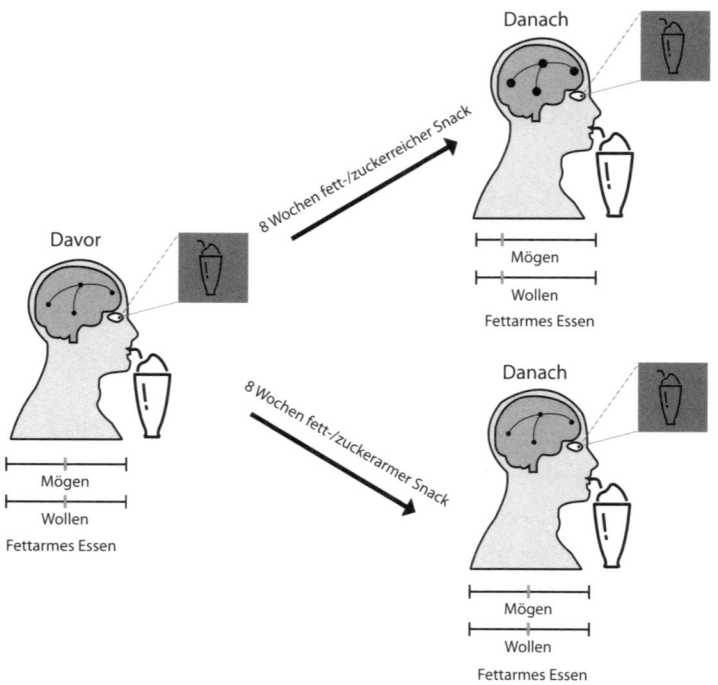

Davor

Mögen
Wollen
Fettarmes Essen

8 Wochen fett-/zuckerreicher Snack

Danach

Mögen
Wollen
Fettarmes Essen

8 Wochen fett-/zuckerarmer Snack

Danach

Mögen
Wollen
Fettarmes Essen

wir sie öfter, können diese bei dauerhaftem Konsum zu Aktivitätsänderungen im Gehirn führen, die wir nicht wirklich wollen. Passen Sie also auf. Setzen Sie sich, ebenso wie wir es auch unseren Patienten raten, genau damit auseinander, was Sie essen. Seien Sie achtsam und auf der Hut. Versuchen Sie so oft wie möglich selbst zu kochen und zu backen, um keine bösen Überraschungen zu erleben. Versuchen Sie Ihre Mahlzeiten einfacher und übersichtlicher zu gestalten. Weniger ist auch hier mehr.

Selbst winzige Mengen hochverarbeiteter Lebensmittel
manipulieren das Belohnungssystem unseres Gehirns. Wenn
wir selbst mit natürlichen Zutaten kochen und backen, tun
wir unserem Körper, unserem Gehirn und nicht zuletzt
unserem Gaumen nur Gutes.

Punkt 3: Reflexion alter Gewohnheiten

Manchmal mache ich gemeinsam mit meinen Co-Autoren Selbstversuche. Natürlich nicht auf jene extreme Art wie die berühmten Naturwissenschaftler Marie und Pierre Curie, welche die Effekte von radioaktiver Strahlung an ihren eigenen Körpern testeten, oder Ärzte, die tatsächlich Herzkatheter, Schwefeläther oder Totimpfstoffe an sich erprobt haben. Unsere Versuche sind deutlich harmloser, denn wir haben nicht einmal Medikamente oder Ähnliches an uns selbst ausprobiert. Dafür testen wir regelmäßig neue Ernährungspläne und Diätkonzepte – je nachdem, was aktuell so publiziert und als neuer Heiliger Gral gefeiert wird.

Erster Fall – Die Fett-Diät

Unseren letzten Selbstversuch machten wir, nachdem wir mehrere Studien über den Zusammenhang von Diabetes und Fett gelesen hatten. Die Forscher verabreichten bei all diesen Versuchen diabeteskranken Patienten mehrere Tage lang eine extrem fettreiche Kost. Klingt gut? Die Blutwerte sahen in der Tat fantastisch aus, es war zu einer phänomenalen Verbesserung aller Zuckerparameter gekommen. Viele der Diabetiker konnten sogar ihr Insulin reduzieren oder absetzen.

Probieren wir doch einmal aus, ob so eine Diät auch wirklich realistisch durchzuführen ist, dachten wir uns. Kurz gesagt: Das war sie absolut nicht. Ich hoffe, Sie neigen nicht zu Übelkeit, denn jetzt folgen die Vorgaben dieser Fett-Diät: selbstgemachte Mayonnaise mit Olivenöl zu allem; Kokosöl in den Kaffee; kein Brot, denn das enthält ja schließlich kein Fett und würde im Magen nur unnötig Platz einnehmen, den man besser mit Fett und Öl füllen sollte. Dazu gab es noch andauernd Unmengen von Cashewnüssen, die wir aufgrund ihres hohen Fettgehalts zu nahezu jeder Mahlzeit aßen.

Noch monatelang nach diesem extremen Selbstversuch grauste mir davor. Obwohl wir den Versuch abbrachen, war ich dennoch zu einer neuen, wichtigen Erkenntnis gekommen. Jeder kleinste Bissen musste schließlich akribisch mithilfe einer App dokumentiert werden. Und durch dieses ständige Dokumentieren aller Mahlzeiten war mir sehr rasch aufgefallen, dass ich – auch ohne Kokosöl – jeden Tag schon alleine mit dem Frühstück circa 400 bis 500 Kalorien zu mir nahm. Das ist nicht wenig. Dazu muss ich erklären, dass ich eigentlich kein Frühstückstyp bin. Während der ersten zehn Jahre meiner beruflichen Tätigkeit, in denen ich noch auf der Neurochirurgie arbeitete, musste ich mich immer dazu überwinden, in der Früh überhaupt irgendetwas zu essen, um die vielen Stunden im OP durchzuhalten, ohne umzukippen. Heute habe ich einen ganz anderen Lifestyle. Denn die meiste Zeit spreche ich mit Patienten und sitze daher vorwiegend während meiner Arbeitszeit. Ich stehe höchstens zwischendurch einmal auf, um mir einen Kaffee zu holen. War es denn wirklich noch sinnvoll, so zu frühstücken, als müsste ich viele Stunden, ohne zu essen und ohne zu trinken, im OP durchhalten? Brauchte ich wirklich ein noch Frühstück, wo ich früher, während des Studiums, eigentlich fast nie richtig gefrühstückt hatte?

Frühstück ja oder nein?

Klar, es gibt viele Forschungsarbeiten, die zeigen, dass Menschen, die das Frühstück auslassen, im Durchschnitt eher zu Übergewicht neigen. Inzwischen hat sich aber herauskristallisiert, dass es sich dabei oft um Menschen handelt, die zwar das Frühstück überspringen, dafür aber später am Vormittag hochverarbeitete Snacks konsumieren. Natürlich hat das zur Folge, dass diese Menschen in den Studien dann in der Gruppe der Übergewichtigen landen. Laut Ansicht der meisten Wissenschaftler ist die Entscheidung für oder gegen ein Frühstück deshalb eher eine individuelle und persönliche Sache. Wir können in uns hineinhören, selbst nachdenken oder auch einmal ein bisschen herumprobieren. Wie geht es mir, wenn ich morgens nicht gleich esse? Wann meldet sich mein natürliches Hungergefühl? In meinem

Fall heißt das: Wenn ich mich gegen ein Frühstück entscheide, bedeutet das für mich auch, dass meine nächste Mahlzeit erst das Mittagessen ist. Und nicht etwa eine aufgebackene Zimtschnecke oder ein gefärbter, aromatisierter Milchshake am Vormittag.

Forscher warnen immer wieder davor, dass manche Vorstellungen so tief in uns verankert sind, dass wir sie gar nicht mehr hinterfragen. Ein Beispiel dafür ist der Mythos, dass das Frühstück den Stoffwechsel ankurbelt und den Grundumsatz steigert. Wir alle kennen den Spruch: Iss morgens wie ein Kaiser ... Dafür gab es aber nie wissenschaftliche Belege. Vielmehr zeigte eine 2018 im *British Medical Journal* publizierte Metaanalyse, wie sehr wir das Frühstück überschätzen: Es gibt nämlich keine Beweise für die Annahme, das Auslassen von Mahlzeiten führe zu einer Gewichtszunahme oder zu einer Veränderung des Grundumsatzes. Niemand wird dick, nur weil er nicht frühstückt! Vielleicht sogar im Gegenteil. Allerdings würden der Lebensmittelindustrie milliardenschwere Gewinne für ihre überzuckerten Frühstücksflocken entgehen, wenn mehr Menschen das Frühstück ausließen. Alleine in den USA gibt es immerhin mehr als 5.000 verschiedene Sorten an Frühstücksflocken, meistens bestehen sie aus billigsten Grundzutaten und sind mit einer Vielzahl chemischer Zusatzstoffe und Vitaminen angereichert. Diese Art von Frühstück wird natürlich von der Lebensmittelindustrie beworben und geradezu gehypt, birgt aber unbestritten auch die Gefahr in sich, schon bei der ersten Mahlzeit des Tages hochverarbeitete und extrem zuckerhaltige Produkte zu konsumieren und sein ungesundes Suchtverhalten dadurch zu fördern.

Generell sollte sich jeder von uns immer wieder die Frage stellen, wie viele unserer täglichen Entscheidungen durch Studien oder Empfehlungen zustande kommen, die seit mehr als fünfzig Jahren von der Lebensmittelindustrie gesponsert werden. Vielleicht hilft es, sich einmal zu überlegen, welche Glaubenssätze wir in Bezug auf Essen haben. Fett ist böse? Frühstücks-Cerealien sind gesund? Viele dieser Annahmen sind das Ergebnis von Marketingkampagnen und haben mit empirischer Wissenschaft nichts zu tun. Wir sind es aber leider gewohnt, Empfehlungen und Richtlinien zu Ernährung und Gesundheit zu befolgen. Aber ist es überhaupt sinnvoll, Millionen von Menschen mit ganz unterschiedlichen Lebensstilen und gesundheitlichen Voraussetzungen ein und dieselbe Ernährung zu empfehlen? Es gibt so viele Faktoren, die mitbestimmen, wie viel und welches Essen wir brauchen. Bewegen wir uns viel? Haben wir eine chronische Krankheit? Sind wir im Wachstum oder in den Wechseljahren? Ist es draußen gerade brüllend heiß oder klirrend kalt?

In der aktuellen Literatur wird daher zunehmend empfohlen auszuprobieren, wie man sich mit bestimmten Mahlzeiten fühlt, anstatt blind eventuell veralteten oder auch komplett unseriösen Ratschlägen zu folgen, Stichwort intuitives Essen. Hier gilt es auch, alte, eingefahrene Verhaltensweisen eventuell neu zu überdenken und zu hinterfragen, ob sie wirklich gut für uns sind, beziehungsweise wohin sie uns eigentlich geführt haben.

Ob wir frühstücken sollten und was wir essen, ist höchst individuell. Viele unserer Glaubenssätze sind vom Marketing der Lebensmittelindustrie beeinflusst. Machen wir uns frei davon und hören wir endlich auf unseren eigenen Körper. Was tut Ihnen wirklich gut?

Zweiter Fall – Die Mikroben-Party

»Ich quäle mich schon lange und versuche, nur bis 18 Uhr zu essen, weil ich gelesen habe, dass es schlecht für das Darm-Mikrobiom ist, wenn man später isst«, erzählte mir meine Kollegin Anna einmal. Dann führte sie mit sorgenvoller Miene fort: »Aber es ist wirklich schwer, am Abend nichts zu essen. Das ist, glaube ich, am schwierigsten überhaupt.« Ich weiß von meiner lieben Kollegin, dass sie nicht nur die Variante mit abendlichem Fasten versucht, sondern sich auch bereits mit allen anderen möglichen Varianten des Intervallfastens gefoltert hat. Und das ist in meinen Augen vollkommen unnötig, weil es einfach auf die Dauer gar nicht durchzuhalten ist.

Sicher wird es immer wieder mal Menschen geben, die Intervallfasten schaffen, aber meiner Erfahrung nach tun sich die allermeisten damit sehr schwer. Für Menschen wie Anna sind Dinner Cancelling oder jede andere Form

des Intervallfastens meiner Meinung nach geradezu unmöglich. Denn Anna ist ein sehr geselliger Mensch, kocht
gerne und isst immer gemeinsam mit ihrer Familie. Auch
wenn sie irgendwo gelesen hat, wie gesund das sein soll,
ist sie in Wirklichkeit nicht der Mensch, der mit einem
ungezuckerten Tee griesgrämig am Tisch sitzen möchte, während die anderen essen. Es könnte uns noch so
schlank machen, glücklich wären wir dann womöglich
nicht mehr.»Wie lange willst du dich denn noch quälen
und dir ein schlechtes Gewissen antun?«, fragte ich sie
deshalb.»Du hast es so lange versucht. Wenn es gar nicht
klappt, dann wird das schon seine Ursache haben. Wahrscheinlich wäre es besser, jetzt einmal einen anderen Weg
zu suchen und ein Konzept, das besser zu dir passt.«

Realitäts-Check mit manipuliertem Gehirn

Hier wäre es wirklich wichtig, ehrlich in sich zu gehen,
einen schonungslosen Realitätscheck zu machen und
sich zu fragen, ob es nicht vielleicht seine Ursache haben könnte, wenn wir etwas trotz vieler Versuche nicht
schaffen. Möglicherweise ist der Plan, der uns vor-
schwebt, für unseren Körper gar nicht das Richtige. Vielleicht haben wir einfach einen anderen Rhythmus als
den, den wir erzwingen möchten. Dass bestimmte Konzepte empfohlen werden, bedeutet nicht, dass sie für
jeden ideal sind. Unsere Körper sind schließlich keine
identischen Maschinen.

Möglicherweise ist auch unser Gehirn noch nicht bereit für den neuen Essensplan, den wir unbedingt durch-

setzen möchten. Erinnern Sie sich an die Studie und die Grafik aus dem letzten Kapitel: Wenn wir über einen gewissen Zeitraum durchgehend hochverarbeitete, fette und süße Speisen konsumiert haben, ist unser Gehirn dadurch verändert beziehungsweise richtiggehend manipuliert. Jetzt mag es nur mehr Hochverarbeitetes und interessiert sich nicht mehr für fett- und zuckerärmere Speisen. So ein manipuliertes Gehirn kann einem bei jedem noch so gesunden Ernährungsplan natürlich gewaltig in die Quere kommen. Deshalb: Seien Sie nicht zu streng mit sich. Geben Sie sich Zeit. Bevor Sie die Sucht nach hochverarbeiteten Substanzen nicht einigermaßen im Griff haben, ist es wenig sinnvoll, allzu viele strenge Pläne zu machen.

Darm in Gefahr

Annas Theorie, dass es für das Darm-Mikrobiom gut sein soll, nach 18 Uhr nichts mehr zu essen, ist auch nur die halbe Wahrheit. Erwiesenermaßen sind längere Essenspausen gut für das Mikrobiom, da nach vier bis sechs Stunden ohne Nahrung manche Mikrobenarten beginnen sich zu vermehren und auf diese Weise die Kohlenhydrate der Darmschleimhaut abzubauen. Dadurch wird diese effektiv gereinigt und die Darmbarriere gestärkt. Ob diese Essenspause allerdings um 18 oder um 23 Uhr beginnt, ist für den Darm ziemlich gleichgültig. Außerdem gibt es noch viele andere Faktoren, die das Mikrobiom beeinflussen, wie Stress, die Einnahme von Antibiotika, diverse gastrointestinale Erkrankungen, der eigene Schlaf-Wach-

Rhythmus, die Einnahme von Probiotika, körperliche Aktivität, das Geschlecht und auch das Alter.

Vor allem spielt aber natürlich die Ernährung eine große Rolle. Denn Lebensmittel liefern uns nicht nur die Energie und die Nährstoffe, die wir benötigen, sondern versorgen auch unsere guten Darmbakterien mit Nahrung. Aus diesem Grund sind frisches Obst und Gemüse mit vielen Ballaststoffen sowie Probiotika wie Sauerkraut, Naturjoghurt, Kefir oder Käse aus Rohmilch besonders günstig für das Darm-Mikrobiom.

Deutlich weniger bekannt sind bedauerlicherweise die Wirkungen hochverarbeiteter Nahrungsmittel. Denn diese schädigen die Basalschicht der Darmzellen, die Verbindungen des Epithels (der obersten Zellschicht) sowie die Schleimschicht. In der Folge können bis zu vierzig Prozent der Mikrobenarten verschwinden.

Studien mit Übergewichtigen haben bewiesen: Durch hochverarbeitete Nahrungsmittel kommt es zu einer Verarmung der Darmflora und einem Anstieg der Entzündungsparameter – das sind alle Laborwerte aus Blut oder Stuhl, die auf eine Entzündung hinweisen. Selbst wenn wir diese hochverarbeiteten Nahrungsmittel nicht mehr essen, müssen all unsere Mikrobenarten danach mühsam wieder aufgebaut werden. Und das kann dauern.

Tricks aus der Schweinemast

Auch künstliche Süßstoffe verändern das Darm-Mikrobiom und bewirken im schlimmsten Fall eine Glukose-

Intoleranz – die Vorbotin von Diabetes. Diesen Effekt nützen zum Beispiel Schweinezüchter, indem sie für die Schweinemast Futter mit künstlichen Süßstoffen verwenden. Die Darmflora der Ferkel verändert sich, ihr Appetit steigt, und das von den Schweinezüchtern gewünschte schnelle Wachstum wird dadurch gefördert.

Damit es uns nicht ähnlich ergeht wie den Ferkeln in der Schweinemast und wir hemmungslosen Appetit bekommen, ist es ganz besonders wichtig, alle künstlichen Süßstoffe zu vermeiden – auch all die versteckten in kalorienreduzierten Fertigmahlzeiten, Kuchen, Keksen oder Fruchtjoghurts.

Es ist sinnlos, sich mit Dinner Cancelling und rigiden Essensplänen zu quälen und gleichzeitig Zellschäden an wichtigen Bakterien zu verursachen, indem wir hochverarbeitete Lebensmittel konsumieren. Wir pflegen unser Mikrobiom ganz einfach, indem wir hochverarbeitete Lebensmittel und künstliche Süßstoffe weglassen.

Dritter Fall – Ungerechte Gene

Vor kurzem erzählte mir eine Patientin: »Ich schreibe in meiner App jetzt wirklich alles auf, was ich esse. Dann rechne ich mir genau aus, wie viele Kalorien ich pro Tag gegessen habe.« Dann fuhr sie klagend fort: »Trotzdem nehme ich immer weiter zu. Ich verstehe es einfach nicht.« Ich versuchte sie zu beruhigen und erklärte ihr:

»Die Kalorienangaben der Lebensmittel sagen oft leider nicht so viel aus. Wir lernen in der Medizin immer mehr, dass jeder Körper unterschiedlich reagiert und auch die Kalorien ganz unterschiedlich verwertet.«

Natürlich gibt die Kalorienangabe von Nahrungsmitteln einen Hinweis auf deren Energiegehalt. Was bedeutet Kalorie eigentlich? Eine Kalorie ist die Wärmeenergie, die bei vollständiger Verbrennung von einem Gramm eines Lebensmittels entsteht. Die Messung geht allerdings von einem Körper aus, der auch wirklich in der Lage ist, alles durch seinen eigenen Stoffwechsel zu verbrennen.

Das Wetter von übermorgen

Nun sind aber jeder Körper und jeder Stoffwechsel unterschiedlich. Nicht jede Darmflora ist identisch. Nicht jeder kann die Inhaltsstoffe eines Lebensmittels gleich gut verarbeiten. Auch Alter, Geschlecht, Körpergewicht, Länge des Darms und viele andere Faktoren spielen eine Rolle bei der Verbrennung von Kalorien. Zusätzlich variiert der Brennwert von Lebensmitteln abhängig von der Verarbeitung, dem Reifegrad, dem Wassergehalt und vielem mehr. Deshalb ist die Kalorienangabe wirklich eher ein Hinweis als ein fixer Wert. Mit Kalorienangaben ist es also ungefähr so, wie wenn wir den Wetterbericht für übermorgen lesen: Man weiß es schon ungefähr, aber es kann auch ganz anders kommen.

Wurde bis vor wenigen Jahren noch empfohlen, die Kalorienangaben von Lebensmitteln zu beachten, so zeigt sich in den Studien nun immer mehr, wie unterschiedlich Menschen Kalorien verwerten und wie wenig aussagekräftig die Kalorienangaben daher eigentlich sind. Um die individuellen Auswirkungen von Lebensmitteln auf den Körper zu analysieren, wurde unter anderem die sogenannte *Predict-Studie* durchgeführt. Dabei untersuchten Forscher des Londoner *King's College*, des *Massachusetts General Hospital*, der kalifornischen *Stanford University* und des Ernährungsberatungsunternehmens *Zoe* die Daten von insgesamt 2.000 Probanden. Bei den Versuchsteilnehmern wurden Blutzucker-, Insulin- und Fettspiegel im Blut gemessen, sowie die genetischen Marker, die Diversität des Darm-Mikrobioms, körperliche Aktivität, Schlaf, Hungergefühl, Zeitpunkt und Häufigkeit der Mahlzeiten und der Gemütszustand analysiert.

Ungleiche Zwillinge

Spannenderweise zeigten die ersten Ergebnisse enorme Schwankungen. Auch wenn Probanden das Gleiche aßen, unterschieden sich die Reaktionen ihres Zucker-, Insulin- und Fettstoffwechsels massiv. So variierte zum Beispiel der Triglycerid-Anstieg nach dem Verzehr der exakt gleichen Mahlzeit von Proband zu Proband um 103 Prozent. Der Anstieg von Glucose variierte um 68 Prozent und jener der Insulin-Ausschüttung um 59 Prozent. Mit welchen Makronährstoffen der Metabolismus eines Probanden am besten zurechtkam, war dabei individuell unterschiedlich. Er ließ sich auch anhand der Gene kaum vorhersagen. Bei eineiigen Zwillingen kam es vor, dass der eine auf eine kohlenhydratreiche Mahlzeit eine gesunde Reaktion zeigte, auf eine fettreiche aber nicht, während es beim anderen genau andersherum war. Bei eineiigen Zwillingen stimmte zudem das Mikrobiom nur zu etwa einem Drittel überein.

Die Forscher schlossen daraus, dass individuelle Faktoren wie das Mikrobiom hinsichtlich der Fettaufnahme einen größeren Einfluss hatten als die Zusammensetzung der Mahlzeit. Aber auch der Schlaf-Wach-Rhythmus, die Gene und Bewegung waren mitverantwortlich. Studienleiter Tim D. Spector resümierte: Es gibt nicht die eine perfekte Ernährungsweise, die für jeden Menschen ideal ist. Auch die Tageszeiten, zu denen gegessen werden sollte, seien individuell unterschiedlich, und pauschale Empfehlungen wie »*kein Essen mehr nach 18 Uhr*« veraltet und nicht zielführend. In Interviews warnte Spector wiederholt vor gesponserten Instagram-Gurus und Empfehlungen der Lebensmittelindustrie, die in erster Linie darauf abzielen, uns von Zusatzstoffen und deren Auswirkungen auf die Darmflora abzulenken. Vielmehr empfiehlt er Menschen, die ihre Ernährung optimieren wollen, auszuprobieren, was ihnen guttut, und genau das dann beizubehalten.

Wie wir Fett und Kalorien verarbeiten, ist sehr individuell. Am besten, wir lernen unseren Körper genau kennen und finden heraus, was uns wohltut.

Vierter Fall – Markenfetischismus

»Eine Packung Gummibären am Vormittag brauche ich immer«, gestand mir meine Freundin Sandra. »Ich habe sie am Vormittag in der Schreibtischschublade liegen, und irgendwann sind sie weg.« Ich fragte: »Aber genießt du sie denn auch?« Sie antwortete nachdenklich: »Ich weiß nicht, aber diese Gummibären, das bin einfach ich. Ich möchte auch gar keine anderen probieren. Jeder weiß das.«

Sandra ist ein schönes Beispiel für hundert Prozent Markenbindung, der Traum jedes Lebensmittelproduzenten. Im Food-Marketing gibt es bestimmte Strategien, um die Umsätze zu steigern. Ziel ist es, den Konsumenten dauerhaft an ein Produkt zu binden. Er soll dieses bestimmte, von ihm heißgeliebte Produkt möglichst oft und in möglichst großen Mengen kaufen. Aber damit nicht genug: Er soll dem Produkt quasi lebenslang treu bleiben. Dafür sind das Marken-Image und auch die Emotionen, die das Produkt in uns auslöst, und das, was wir mit diesem Produkt ganz konkret verbinden, sehr wichtig.

Ähnlich wie wir uns wie ein bestimmtes Model fühlen sollen, indem wir das angepriesene Kleid kaufen, sollen wir auch mit den Lebensmitteln diese kuscheligen Werbeszenen assoziieren: edle Schokolade-Ateliers, eine heimelige Weihnachtsbäckerei oder gemütliche Hütten- und Alpenszenen mit bestimmten Schokoladen. Pittoreske römische Straßenrestaurants mit Fertigpizzen. Fantasie und Wirklichkeit könnten kaum weiter voneinander ent-

fernt sein, wenn man an die Fabriken denkt, in denen
diese Fließbandschokolade und -pizzen entstehen.

Gefühliger Junk

Im Food-Marketing wird oft empfohlen, Emotionen und
Lifestyle in die Werbebilder miteinzubeziehen, da diese
bei Kaufentscheidungen eine wichtige Rolle spielen. So
werden die Inhaltsstoffe zweitrangig. Lebensmittelkonzerne setzen alles daran, in uns positive Gefühle aus-
zulösen, die wir dann mit ihren Produkten verbinden
sollen. Die Produkte werden mit speziellen positiven
Emotionen vermarktet und auch so benannt, sie werden
beispielsweise als »Comfort Food« oder »Für Gourmets«
beworben. Geben Sie acht! Lassen Sie sich nicht von den
kitschigen Aufnahmen täuschen und von der sanften
Musik der Werbeclips einlullen. Ein Blick auf die Zutatenliste reicht aus, um zu wissen, dass Sie kein Gourmet
sind, wenn Sie solche Junk-Produkte konsumieren, dafür aber rasch zum Junkie werden.

Nicht selten höre ich: »Ich kaufe von den Chips/Salz-
stangen/Pommes frites immer die Originalmarke und
nicht den billigen Nachbau vom Diskonter, denn ich
achte schon auf die Qualität.« Ich antworte darauf, dass
es gleichgültig ist, von welcher Firma man schlechte
Qualität kauft, denn die Zutaten und Zusatzstoffe sol-
cher Produkte sind leider immer relativ ähnlich und
immer ähnlich schlecht. Letztendlich ist es gefährlich,
sich schönzureden, auf die Qualität zu achten, wenn
man in Wirklichkeit hochverarbeitete Substanzen kon-

sumiert – ganz egal von welcher Firma. Die Markenbindung kann zum Gesundheitsproblem werden, wenn wir unreflektiert Substanzen konsumieren, die uns nicht guttun.

Werbung gibt uns das Gefühl, bestimmten Marken vertrauen zu können. Aber Markenware ist keine Garantie für gesunde Lebensmittel. Fertigprodukte sind schlecht – egal ob wir sie beim Discounter oder von großen Marken kaufen.

Der fünfte Fall – Stolpersteine

Bei unseren Patienten beobachten wir oft, dass es zu sehr positiven Veränderungen kommen kann, wenn sie Gewohnheiten aufgeben, die nicht günstig und nicht hilfreich für sie waren.

Eine meiner alkoholabhängigen Patientinnen hatte zum Beispiel in ihrer Küche eine sehr gemütliche Sitzecke, wo sie immer Wein getrunken hatte. Ihren Alkoholkonsum hatte sie dort jedes Mal regelrecht zelebriert, mit edlen, hohen Weingläsern, Dekantier-Karaffen und Kerzen. »Immer, wenn ich an dieser Sitzecke vorbeigehe, muss ich schon daran denken, welcher Wein jetzt gut wäre«, erzählte sie mir einmal. Nach einem massiven Alkoholrückfall, bei dem sie auch stürzte und sich eine Kopfverletzung zufügte, bekam sie es mit der Angst zu tun. Sie machte sich plötzlich große Sorgen um ihre Gesundheit und ihr weiteres

Leben. Daher machte sie zunächst bei uns eine stationäre und anschließend eine ambulante Therapie zur weiteren Stabilisierung.

Gleich nachdem sie von der Entzugsstation entlassen wurde, gestaltete sie ihre ganze Wohnung um. Die Sitzecke in der Küche verschwand sofort, stattdessen steht dort jetzt eine schöne, alte Kredenz aus Holz. »Die alte Situation, diese ganze Szene ›gemütlich Wein trinken auf der Sitzbank in der Küche‹ existiert nicht mehr«, erzählte sie mir begeistert. »Ich habe es mir jetzt viel leichter gemacht, weil ich die Möglichkeit, so wie früher zu trinken, aus der Welt geschafft habe.«

Ein anderer Patient von mir wurde regelmäßig mit den Schnäpsen und Likören rückfällig, die in den Supermärkten an der Kassa, gemeinsam mit den Schokoriegeln, verkauft werden. Eine unserer Ambulanzschwestern gab ihm den Tipp, es einmal mit türkischen Supermärkten zu versuchen, die in der Regel keinen Alkohol an der Kassa verkaufen. »Das klappt super«, berichtete er bei einem seiner nächsten Ambulanzbesuche. »Natürlich gibt es viele Situationen, die für mich gefährlich werden können. Aber zumindest eine von denen habe ich jetzt beseitigt.«

»Ich treffe mich mit Freunden jetzt viel häufiger zum Frühstück«, erzählte mir eine Patientin über eine ganz ähnliche Situation. »Denn wenn ich mich am Abend mit Leuten treffe, ist es doch viel üblicher, dass Alkohol getrunken wird. Ich komme mir dann immer blöd vor, wenn ich nichts trinke. Oder noch schlimmer, ich bekomme selbst Lust, etwas zu trinken. In der Früh ist es dagegen ja zum Glück eher unüblich, Alkohol zu trinken, da falle ich nicht auf. Das ist viel besser für mich.«

Was können wir daraus lernen? Versuchen wir, Hindernisse, Versuchungen und Stolpersteine aus dem Weg zu schaffen. Es ist ohnehin schon schwierig genug, abstinent zu bleiben. Hochverarbeitete Lebensmittel sind überall: der Snack-Automat auf dem Bahnsteig, die Schokoriegel an der Kassa, Fastfood auf dem Heimweg von der Arbeit. Vielleicht lachen sie uns so dermaßen an, weil wir gerade müde und erschöpft sind? Oder wir verbinden ein bestimmtes Eis mit dem Filmabend mit einer guten Freundin? Oft hilft es schon, uns bewusst zu machen, was uns in Versuchung führt. Machen wir es uns nicht schwerer, als es ohnehin schon ist. Wo sind Ihre Fallen? Welche hochverarbeiteten Lebensmittel stehen Ihnen im Weg? Und wie könnten Sie sich Ihr Leben und Ihre gesunde Ernährung einfacher machen?

Wenn wir verstanden haben, was genau uns jedes Mal verführt, ungesunde und hochverarbeitete Lebensmittel zu kaufen, können wir viel besser auf sie verzichten. So befreien wir uns langsam, aber sicher von unserer Sucht.

Fragen an mich:

Passen meine Essensgewohnheiten zu meinem aktuellen Lifestyle?

Sind sie noch sinnvoll für mich?

Wie fühle ich mich in Bezug auf Essen?

Hat mein Körper im Sommer und im Winter dieselben Bedürfnisse?

Wenn nicht: Was ist anders, und wie könnte ich darauf Rücksicht nehmen?

Gibt es einen Vorsatz bezüglich Ernährung, den ich schon lange habe, aber noch nie umsetzen konnte?

Was könnten die Gründe sein?

Warum ist es mir so wichtig?

Bin ich wirklich der Typ Mensch, der intervallfasten kann?

Wie geht es meiner Verdauung mit meinen bisherigen Essensgewohnheiten?

Wie kann ich meinen Lifestyle ändern, um mein Darm-Mikrobiom zu stärken?

Welche Lebensmittel vertrage ich gut?

Welche tun mir weniger gut?

Zu welchen ungesunden Lebensmitteln habe ich eine Markenbindung?

Warum?

Welche Emotion oder welche Szene aus der Werbung möchte ich in meinem Leben haben?

Welche Orte, welche Situationen und welche Menschen könnten bei mir einen Rückfall mit hochverarbeiteten Nahrungsmitteln auslösen?

Welche alten Gewohnheiten sind hinderlich für mich?

Wie könnte ich sie verändern?

Punkt 4: Die Königsdisziplin

Ungefähr 98 Prozent unserer alkoholabhängigen Patienten möchten eigentlich gar nicht abstinent sein. Sie würden viel lieber gelegentlich ein Bier oder etwas Wein trinken, oder zumindest einmal bei einer Hochzeit oder Geburtstagsfeier mit einem Glas Sekt anstoßen. Das klappt allerdings in den meisten Fällen nicht. Denn die Patienten an unserer Abteilung haben Suchterkrankungen in fortgeschrittenen Stadien, was bedeutet, dass sie nach einem Glas nicht aufhören können, sondern tage- oder wochenlang durchgehend Alkohol trinken.

»Kontrolliertes Trinken« hingegen, also Alkohol zu trinken und dabei die Kontrolle zu behalten, ist in der Suchtmedizin das Schwierigste überhaupt und wird daher auch als »Königsdisziplin« bezeichnet. Es ist so schwierig, weil es für unsere Patienten viel mühsamer ist, etwas »manchmal«, »gelegentlich« oder »ab und zu« zu konsumieren als gar nicht. Kontrolliertes Trinken zwingt sie in einen permanenten, wahnsinnig anstrengenden Entscheidungsmodus. Ständig kreist in ihrem Kopf ein Fragenkatalog: Kann ich jetzt etwas trinken? Wie viel darf ich trinken? Wäre das Glas nicht bereits zu viel? Wann habe ich eigentlich das letzte Mal getrunken? Wann kann ich mir dann das nächste Mal wieder etwas genehmigen? Wie viel ist eigentlich in dieser Woche zusammengekommen?

Es ist also schon eine gewisse Disziplin notwendig, um kontrollierten Konsum durchführen zu können. Immerhin setzt man sich absichtlich einer gewissen Gefahr, einem Spiel mit dem Feuer, aus. Patienten erzählen mir ohnehin oft, dass sie ständig mit Gedanken an Alkohol beschäftigt sind, weil sie durch Schanigärten, Werbung für Alkohol oder durch Postings von Bekannten immer wieder ans Trinken erinnert werden. Menschen, die nicht komplett abstinent sind, müssen dann erst recht aufpassen. Denn bei der winzigsten Konfrontation mit dem Thema Alkohol müssen sie sofort jedes Mal in sich gehen, analysieren und sich entscheiden: Alkohol ja oder nein?

Immer wieder Nein sagen zu müssen, ist zermürbend und macht uns anfällig für Rückfälle.

Überfordert und erschöpft

Wenn wir nun aber tagsüber eine gewisse Anzahl von Entscheidungen gefällt haben, ist unsere mentale Kapazität irgendwann erschöpft. Unsere Willenskraft sinkt und auch die Qualität unserer Entscheidungen. Es kommt zur sogenannten *Decision Fatigue*, zu einer Entscheidungsmüdigkeit, weil unser Geist durch die vielen bisherigen Entscheidungen erschöpft ist. Hat man innerlich schon hundert Mal »Nein« zu einer Versuchung gesagt, kann es sein, dass man beim 101. Mal zu schwach ist. Man kann nicht mehr widerstehen und greift zu.

Im Gegensatz dazu sind bei einer vollkommenen Abstinenz, also der Entscheidung, gar keinen Alkohol mehr zu trinken, die Grenzen viel klarer. Komplett abstinente Patienten meiden jeden noch so geringen Alkoholkonsum. Dadurch gibt es für sie keine Diskussion und keine inneren Dialoge, wann, wie viel oder wie wenig sie konsumieren dürfen. Das ist für das menschliche Gehirn viel einfacher zu akzeptieren und letztendlich auch deutlich entspannter. Die Patienten erarbeiten sich ganz konkrete Strategien, wie sie mit den Gedanken an Alkohol umgehen können, wenn diese auftreten. Und wie sie sich am besten ablenken. Patienten dieser Gruppe meiden auch Orte, Situationen und Menschen, durch die sie mit Alkohol in Kontakt kommen könnten. Sie setzen sich keinem unnötigen Risiko aus, da sie schließlich durch den bloßen Kontakt bereits Lust bekommen könnten, etwas zu trinken.

In vielen Fällen ist eine komplette Abstinenz medizinisch auch wirklich sehr zu empfehlen. Zum Beispiel wenn die Suchterkrankung schon sehr fortgeschritten ist, oder bei einer Abhängigkeit von illegalen Drogen. Oft haben diese Substanzen schon schwere Organschäden verursacht. An jedem Tag, an dem die Patienten nichts konsumieren, können sich ihre geschundenen Organe ein klein wenig mehr erholen.

Komplette Abstinenz ist bei einer Drogensucht klarer und entspannter. Das Gehirn kann ein komplettes Verbot besser akzeptieren.

Kein Mensch braucht Schokolade

Was können wir aus diesen Erkenntnissen der Suchtmedizin für unseren Umgang mit ungesundem Essen lernen? Können wir das überhaupt vergleichen? Schließlich brauchen wir Lebensmittel zum Leben, dagegen sind Alkohol und illegale Drogen nicht lebensnotwendig. Im Gegenteil.

Hochverarbeitete, nährstoffarme Lebensmittel tun uns nicht gut. Es gibt also durchaus Gemeinsamkeiten zwischen Drogenkonsum und der Sucht nach Junkfood. Denn in beiden Fällen konsumieren wir etwas, was uns nicht guttut.

Aber so einfach ist es dann, wie so oft im Leben, eben doch nicht. Klar könnte man theoretisch sagen, wir können uns auch ausschließlich von gesunden Lebensmitteln ernähren, und eigentlich braucht kein Mensch Schokolade und andere hochverarbeitete Speisen. Wir erinnern uns an die NOVA-Gruppe 4, die wir in Kapitel 3 kennengelernt haben. Lassen wir sie einfach weg! Das wäre gewissermaßen das Ideal. Aber zwischen Theorie und Praxis tut sich halt oft ein Graben auf. Auch wenn wir rational verstehen, wie ungesund Industrieprodukte für uns sind, fällt es uns doch oft schwer, allen Versuchungen zu widerstehen.

An dieser Stelle möchte ich betonen, wie viel Glück wir in Europa haben, verglichen mit Ländern wie den USA. Denn wir müssen nicht in spezielle Geschäfte mit schier unbezahlbaren Juwelierpreisen gehen, wenn wir unbehandelte und natürliche Lebensmittel kaufen möchten. Stattdessen bekommen wir auch in normalen Supermärkten gute, unverarbeitete oder wenig verarbeitete Nahrungsmittel, und noch dazu in normalen Mengen und von hoher Qualität. Wenn ich in meiner Heimat Wien einkaufen gehe, denke ich oft an das Nahrungsmittelangebot auf Hawaii, das ich im ersten Kapitel geschildert habe. Ich vergleiche, freue mich und weiß es zu schätzen. Hier gibt es keine steinharte Masse mit der Aufschrift Mascarpone in einem Behälter mit der Größe einer Luxus-Augencreme, sondern stattdessen normale 500-Gramm-Becher mit cremigem, echt italienischem Mascarpone. Es gibt einen Viertelliter unbehandeltes Schlagobers, und kein winziges Parfumflakon irgendeines aromatisierten Ersatzprodukts.

Bei uns gibt es keine *Food Deserts*, keine Lebensmittelwüsten wie in den USA. Das sind Gegenden, in denen die Menschen kaum Zugang zu frischen, unbehandelten Nahrungsmitteln haben. In den USA leben unglaubliche 39 Millionen Menschen in solchen *Food Deserts* und versorgen sich zwangsläufig in Tankstellenshops oder in Geschäften, die nur noch hochverarbeitete Fertignahrung anbieten. Eine echte Horrorvorstellung. Bei uns in Europa sind dagegen frische Lebensmittel in sehr guter Qualität überall sehr leicht erhältlich und auch erschwinglich. Dafür sollten wir, glaube ich, schon sehr dankbar sein.

Wir brauchen viel Disziplin, um komplett auf hochverarbeitete Lebensmittel zu verzichten. Vielleicht hilft es ein wenig, sich einmal bewusst zu machen, in welch glücklicher Lage wir uns in Europa befinden.

Gefährliche Resignation

Es gibt bei uns also genügend unverarbeitete Lebensmittel aus der NOVA-Gruppe 1. Trotzdem fällt es wohl den meisten von uns schwer, auf gewisse Substanzen aus der »bösen«, ungesunden NOVA-Gruppe 4 zu verzichten. »Darf ich wirklich nie wieder im Leben Schokolade essen?«, ist zum Beispiel eine Frage, die ich ständig höre, wenn ich übergewichtige Menschen berate. Viele können sich nicht vorstellen, einen Ernährungsplan durchzuhalten, wenn sie dabei bestimmte Snacks nie wieder essen sollen. Unsere Meinung als Suchtmediziner ist klar: Für diese Menschen wird der Plan, ihre Lieblingsspeisen nie mehr im Leben zu konsumieren, niemals klappen.

Denn aus psychologischer Sicht kann uns die Vorstellung, etwas, was wir sehr gerne mögen, nie mehr im Leben zu bekommen, so richtig lähmen. Wir fallen in ein Loch, verlieren manchmal sogar jeden Lebenssinn. Wir resignieren.

Resignation ist allerdings eine gefährliche Sache. Denn Resignation bedeutet, überfordert und hilflos zu sein und sich einer Sache zu fügen, die unabänderlich scheint. Es bedeutet, etwas passiv hinzunehmen, zu kapitulieren, ohne zu versuchen, seine Situation zu verbessern. In vielen Studien über den Verlauf von Krebserkrankungen hat sich gezeigt, wie wichtig der emotionale Umgang mit der Krankheit für die Krankheitsbewältigung ist. Menschen, die resignieren, haben statistisch gesehen schlechtere Überlebenschancen.

Doch nicht nur für Tumorkranke ist Resignation gefährlich, sondern für jeden Einzelnen: Denn Menschen, die resignieren, verlieren ihren Antrieb und ihre Motivation, sie bleiben passiv und bemühen sich nicht mehr um eine Veränderung ihrer Situation zum Positiven. Die Folge können körperliche und seelische Erschöpfung, Müdigkeit, negative Gefühle wie ständige Gereiztheit, Rückzug von der Umgebung, erhöhte Krankheitsanfälligkeit oder sogar Suizidgedanken sein.

Wir sollten es daher unbedingt vermeiden, der Gefahr der Resignation und ihren Folgen ausgesetzt zu sein. Wenn wir wissen, dass wir nicht in der Lage sind, ganz auf bestimmte Substanzen zu verzichten, wird es besser sein, einen vernünftigen Umgang mit hochverarbeiteten Substanzen zu erlernen, einen kontrollierten Konsum, sozusagen die Königsdisziplin in der Suchtmedizin.

Können Sie auf bestimmte hochverarbeitete Lieblingssnacks einfach nicht verzichten? Statt kompletter Abstinenz ist dann ein kontrollierter Konsum Ihre Königsdisziplin!

Wer entscheidet?

»König sein bedeutet, dass ich die Macht habe zu entscheiden«, sagt mein Kollege Shird immer. »Denn der König entscheidet selbstständig, und keiner sagt ihm etwas vor.« Das bedeutet: Wir entscheiden, wann wir NOVA-4-Substanzen konsumieren und wie viel. In den letzten Kapiteln haben wir die Mechanismen und Schäden kennengelernt, die NOVA-4-Substanzen in unserem

Körper und in unserem Gehirn auslösen. Wir haben erfahren, dass es sich bei ihnen um hochpotente und gefährliche Suchtmittel handelt. Wir haben die Folgen für unseren Körper kennengelernt. Wir wissen, dass wir umso mehr Lust auf Suchtmittel haben, je mehr wir davon konsumieren. Wir wissen auch: Es wird immer schwieriger, je häufiger wir der Versuchung nachgeben.

Bevor wir uns also entscheiden, unser liebstes Suchtmittel zu konsumieren, fragen wir uns, ob es uns das wirklich wert ist. Bringt uns der Konsum solch großen Nutzen, dass wir all die negativen Konsequenzen in Kauf nehmen?

Wir sind uns bewusst: Ich werde eine Zeitlang an nichts anderes mehr denken, meine Gedanken werden mein Lieblingssuchtmittel ständig umkreisen. Wir fragen uns ehrlich: Ist der Genuss wirklich so groß, dass es all das wert ist? Das kann nur ich selbst entscheiden. Und wenn ich mich für ja entscheide, habe ich dabei auch kein schlechtes Gewissen mehr. Denn es war meine Entscheidung, und ich war mir der Folgen immer bewusst.

Wir versuchen allerdings, den Konsum zu kontrollieren. Denn es ist wirklich wichtig zu erlernen, wie wir vernünftig mit Suchtmitteln umgehen.

Aus suchtmedizinischer Sicht sind für den kontrollierten Konsum folgende Faktoren am wichtigsten:

1. Die Häufigkeit des Konsums
2. Die Menge der konsumierten Substanz

*Unser Motto ist ab sofort: Wir konsumieren hoch–
verarbeitete Substanzen so selten wie möglich. Und
wenn wir sie schon konsumieren, dann bitte nur
so wenig wie möglich.*

Kontrollierter Konsum

Hier geht es darum, sich konkrete Strategien zu erarbeiten, die für einen selbst am besten passen, und herauszufinden, wie man eigentlich tickt und was für einen selbst machbar ist und was nicht. Für Shird und mich zum Beispiel ist Schokolade das Suchtmittel Nummer 1, bevorzugt in Form riesiger 300-Gramm-Tafeln. Über Tipps selbsternannter Spezialisten, man solle einfach nie mehr Süßigkeiten essen, können wir nur schmunzeln. Wie lange haben wir vergeblich dagegen angekämpft?

Wir beide haben unsere Schokolade-Abhängigkeit inzwischen längst akzeptiert. Deshalb versuchen wir, so gut wie möglich damit umzugehen. Dabei haben wir durchaus unterschiedliche Strategien. Shird zum Beispiel konzentriert sich vorwiegend auf Punkt 2 und bemüht sich, die Menge der konsumierten Substanz möglichst niedrig zu halten. Er hat es für sich so erarbeitet, jeden Tag eine einzige Reihe einer Tafel Schokolade zu essen. Meistens konsumiert er diese paar Stücke Schokolade im Rahmen eines speziellen Rituals, und zwar immer am Abend nach dem Abendessen wie ein Dessert.

Ich dagegen habe weniger Selbstbeherrschung: Habe ich eine 300-Gramm-Tafel Schokolade zu Hause, ist sie leider auch sofort weg. Täglich kultiviert und genussvoll eine geringe Menge des Suchtmittels zu essen, so wie Shird es macht, wäre mir vollkommen unmöglich. Stattdessen versuche ich also, mich an Punkt 1 zu halten und die *Häufigkeit* des Suchtmittelkonsums zu reduzieren. Wie unsere Patienten achte ich darauf, keine Suchtmittel zu Hause zu haben, da ich schließlich weiß, dass ich mich gar nicht beherrschen könnte, zu lange schon habe ich es komplett vergeblich versucht. Wenn ich Schokolade für meine Kinder kaufe, dann nur solche Sorten, bei denen ich nicht gefährdet bin, wie Erdbeer- oder Kuhfleckenschokolade, Schokolade mit Smarties, Keksstücken oder Karamell. Wenn es gar nicht anders geht und ich unbedingt eine große Tafel meiner Lieblingssorten Milchschokolade mit ganzen Haselnüssen oder Noisette brauche, versuche ich Mittäter zu finden, also jemanden, der die Schokolade mit mir teilt. Allgemein arbeite ich aber eher an der Frequenz und versuche die Intervalle zwischen dem Konsum dieses Suchtmittels möglichst lang zu halten, was eigentlich nicht so schlecht funktioniert.

Wir brauchen eine Strategie, um mit unseren Suchtmitteln umzugehen. Entweder wir kontrollieren die Menge oder die Häufigkeit unseres Konsums. Am besten natürlich beides, aber ich weiß selbst, wie schwierig das ist.

Liquid Ecstasy und Schokodrink

Wenn man an einer Suchtabteilung arbeitet, beschäftigt man sich wahrscheinlich automatisch mehr mit seinen eigenen Abhängigkeiten als andere Menschen. Nina, eine meiner Kolleginnen, hat ebenso wie Shird und ich eine abhängige Beziehung zu Schokolade. Sie hat wiederum eine andere Strategie, damit umzugehen: »Im Winter mache ich mir gerne heiße Schokolade«, erzählte sie mir einmal. »Aber natürlich nicht so einen grausigen Fertigkakao mit chemischen Zusätzen, sondern ich schmelze Schokolade in Milch und gebe dann noch Zimt oder Lebkuchengewürz hinein. Dazu mache ich mir noch frisches Schlagobers.«

»Aber was bringt dir das?« fragte ich sie. »Du konsumierst ja trotzdem die Schokolade, und 150 Gramm Schokolade auf einen halben Liter Milch ist auch nicht gerade ein kleiner Schokokrümel.«

»Das stimmt, das ist nicht wenig«, antwortete sie darauf. »Aber ich verzögere den Konsum dadurch. Wenn ich die Schokoladetafel so vor mir hätte, wäre sie ziemlich schnell weggegessen. Durch die Milch in der heißen Schokolade und das Schlagobers benötige ich pro Portion weniger Schokolade, um das Schokolade-Gefühl zu haben. Ich verdünne die Schokolade sozusagen, teile sie auf mehrere und kleinere Portionen auf. Es ist fast ein wenig wie Homöopathie.«

Meiner Meinung nach war ihr Vorgehen allerdings weniger Homöopathie, sondern viel eher ein Entzug. Denn unwillkürlich musste ich an einige unserer Patienten denken, die von Benzodiazepinen, also Beruhigungstabletten, abhängig sind und selbst zu Hause einen Entzug durchführen: Dabei reduzieren die Patienten selbst kontinuierlich die Dosis. Oft geht das so weit, dass sie mit dem Messer nur noch kleine Brösel von der Tablette abschneiden, um die Dosis immer weiter zu verringern, so ähnlich wie Nina ihre Schokolade verdünnt.

An einem der darauffolgenden Tage probierte ich Ninas Trick zu Hause aus. Während ich die Schokolade in der warmen Milch verrührte, beobachtete ich, wie daraus eine dickflüssige, schokoladige Brühe wurde. Liquid Ecstasy kam mir in den Sinn, obwohl diese Droge, die auch GBL genannt wird, natürlich ganz anders aussieht und kein schokoladiger Drink ist. Aber in unserer Klinik entziehen wir Menschen von GBL, indem wir ein Ersatz-Medikament verabreichen, das kontinuierlich reduziert wird, bis sich der Körper an die niedrigere Dosis gewöhnt hat. Ich konnte mir sehr gut vorstellen, wie Nina diese schokoladige, dicke Brühe in kleinen Mengen konsumiert, als wäre es GBL oder flüssiges Methadon.

Die Dosis langsam zu reduzieren, kann bei harten Drogen funktionieren — und bei Schokolade ebenso.

Verhaltensmuster durchschauen

Für viele mögen sich diese Beispiele vielleicht seltsam, befremdlich oder zu extrem anhören. Kontrollierter Konsum bedeutet aber letztendlich, dass wir Könige sind und selbst entscheiden, ob und in welcher Art wir hochverarbeitete Substanzen konsumieren, auch wenn unsere Strategie für Außenstehende vielleicht irritierend oder eigenartig scheinen mag. Wichtig ist letztendlich nur, dass es für den jeweiligen Betroffenen ganz individuell funktioniert.

Bei manchen unserer Patienten, die versuchen, kontrolliert zu konsumieren, arbeiten wir auch mit Konsumprotokollen (siehe Abbildung im Anhang). Dabei dokumentieren die Patienten für sich an jedem Tag, wie viel sie konsumiert haben, beziehungsweise wie stark ihr *Craving*, also ihr Verlangen, war. Konsumprotokolle bieten den Vorteil, dass die Patienten letztendlich eine gute Übersicht haben, sowohl was ihren Konsum als auch was ihr *Craving* betrifft. Damit können sie Verhaltensmuster analysieren, wie zum Beispiel ob es gewisse Tage oder Tageszeiten gibt, an denen sie besonders gefährdet sind.

Robert, einer meiner Freunde, hat ein Abhängigkeitsproblem mit Fastfood. »Es ist eigentlich vollkommen absurd«, erzählte er. »Mir ist es schon passiert, dass ich in einem wunderschönen Restaurant wirklich toll essen war und am Heimweg dann zu McDonald's gefahren bin. Oder meine Freundin hat toll für mich gekocht, Steak und Salat, und ein schöner Rotwein dazu. Und später wurde plötzlich das Gefühl so übermächtig, dass ich mir trotzdem noch einen Burger holen musste, obwohl ich satt war. Ich brauche irgendwie dieses Gefühl, das durch Junkfood entsteht, dieses leichte Betäubungsgefühl.«

Ich frage ihn verwundert: »Aber wie schaffst du es dann, dass du trotzdem so gut dein Gewicht halten kannst?« Voller Entsetzen musste ich an die menschlichen Wale an den Stränden von Hawaii denken, die sich neben ihren Kühltaschen im Sand suhlten. Immerhin ist Robert normalgewichtig und eher athletisch.

»Na ja, ich hatte schon immer wieder mal die Kontrolle verloren«, antwortete er, »da habe ich auch zugenommen und irgendwann bemerkt, dass ich auf keinem guten Weg bin. Jetzt mache ich es so, dass ich es in einen Jahresplaner-Kalender eintrage, wenn ich bei McDonald's war. Meistens so ungefähr alle zwei Monate, je länger die Intervalle dazwischen sind, umso besser. Ich habe auch schon über drei Monate geschafft. Wenn es häufiger wird, dann sehe ich es in meinem Übersichtskalender gut und ziehe quasi die Notbremse.«

Robert hält sich scheinbar auch gut daran, die Frequenz seines Konsums niedrig zu halten. Ein Burger-Ausrutscher außer Haus ist auch einfacher zu dokumentieren, als wenn man immer wieder von zu Hause gelagerten Süßigkeiten nascht.

Starkes Suchtmittel Schokocreme

Noch viel schwieriger, die Übersicht zu behalten, ist es allerdings bei Substanzen, die sich nicht so leicht dosieren lassen, wie zum Beispiel Nutella. »Ein Glas Nutella, das ist eigentlich wie ein Fläschchen Diazepam«, sagt Shird gern. Nur zur Info: Diazepam ist ein rasch abhängig machendes Benzodiazepin. »Es fällt bei der Diazepam-Flasche auch sehr viel leichter, mehr zu konsumieren. Schließlich zählen die wenigsten Patienten wirklich genau die Menge der Tropfen, die sie einnehmen sollen. Stattdessen schütten sie einfach etwas heraus, nach dem Schema Daumen mal Pi. Oder sie trinken überhaupt gleich einen ganzen Schluck Diazepam aus der Flasche. Bei Nutella ist es ja ähnlich. Man kann viel schwerer die Dosis bestimmen als bei Schokolade: Man nimmt einen Löffel, dann noch einen, isst eine Erdbeere oder Banane oder eine Walnuss mit Nutella, und irgendwann ist plötzlich das Glas leer, so schnell kann man gar nicht schauen.«

Gerade bei so starken Suchtmitteln wie Nutella ist es deshalb besonders wichtig, sich Strategien zu erstellen, um der König zu bleiben und einen kontrollierten Konsum durchhalten zu können. Shird hält, ähnlich wie bei der Schokolade, auch hier die Dosis niedrig und kauft die kleinsten Gläser, die erhältlich sind. Ich hingegen versuche, das Suchtmittel Nutella möglichst selten zu Hause zu haben und damit die Konsumfrequenz zu reduzieren, da das Glas immer viel zu schnell leer ist. Stattdessen kaufe ich auch immer wieder zwischendurch die Haselnusscreme vom Diskonter, die die Kinder auf den Broten auch ganz gerne mögen, die ich allerdings nicht aus dem Glas löffle wie Nutella.

Kalter Entzug

Manchmal klappt es auch gar nicht: Eine meiner Bekannten, Sandra, zum Beispiel hat sich immer sehr gesund ernährt, und gehört zu den (wenigen) Menschen, die nach einer Handvoll Chips oder einem Stück Schokolade problemlos aufhören können. Normalerweise. Während sie eines Sommers an einem Buch arbeitete, gewöhnte sie sich aus irgendeinem Grund an, regelmäßig Eis aus dem Supermarkt zu essen – obwohl sie industrielles Eis vorher nie gemocht hatte. Gestresst durch die Arbeit an dem Buch steigerte sie sehr rasch ihre Dosis, bis sie irgendwann pro Tag eine ganze Großpackung davon aß. Plötzlich wurde ihr klar, dass sie eine richtige Abhängigkeit entwickelt hatte. Alle Versuche, die Dosis langsam zu reduzieren oder das Eis kontrolliert zu konsumieren, scheiterten kläglich.

»Ich schreibe jetzt dieses Manuskript fertig, und danach mache ich einen kalten Entzug von dem Zeug«, erzählte sie mir. Letztendlich machte sie es dann auch so wie geplant, aber es sollte sich bis in den darauffolgenden Winter ziehen, bis ihr Eis-Entzug wirklich abgeschlossen war und sie nicht mehr mit den Autoschlüsseln in der Hand in ihrem Haus im Kreis lief und hin und her überlegte, ob sie nicht doch zum Supermarkt fahren sollte, um ein paar Großpackungen Eis zu kaufen.

Einstiegsdrogen und Trigger

»Es begann mit einer gemischten Packung Eis, die mit so einer coolen Retro-Schwimmbad-Kampagne beworben wurde«, erwähnte Sandra einmal nebenbei. Mir wurde einiges klar, als sie weitererzähle:»Mein Freund hatte die eigentlich für sich gekauft. Und wo das Eis schon zu Hause herumlag, bekam ich Lust darauf und begann einfach mitzunaschen.«

In der Suchtmedizin ist bekannt, dass jeder Kontakt mit Suchtmitteln, egal ob wir sie in Geschäften sehen oder in der Werbung, die Lust danach auslösen kann. Selbst Situationen oder Menschen, die uns an das Suchtmittel erinnern, können uns triggern. Wir wissen auch, dass selbst Gespräche über Suchtmittel Triggerfaktoren sein und *Craving* auslösen können.

Deshalb versuchen wir immer zu vermeiden, dass Patienten an unserer Abteilung untereinander über Suchtmittel sprechen. Solche Gespräche sollen genau aus diesem Grund nur im Rahmen von Gruppentherapien stattfinden, wenn eine Psychologin oder eine Pflegeperson anwesend ist, welche die Gespräche leiten kann. Zu groß wäre die Gefahr, dass sich die Patienten untereinander gegenseitig – wenn auch unbewusst – Lust auf den Konsum von Substanzen machen.

Wir raten Patienten ebenso, alle auslösenden Faktoren wie Weinregale in Geschäften oder Schanigärten zu meiden, um die Reize, die von ihnen unweigerlich ausgehen, zu minimieren. Niemals sollten sie Suchtmittel zu Hause haben. Sie sollten nicht in die gleichen Supermärkte gehen, in denen sie früher Alkohol gekauft haben. Und sie müssen auch immer darauf vorbereitet sein, irgendwann einmal unerwartet mit Suchtmitteln konfrontiert zu sein.

Das weiß ich selbst aus Erfahrung. Letzten September hatte ich einen an und für sich komplett harmlosen Kauf von Schulheften in einem großen Drogeriemarkt geplant und kam dann unerwartet in die Situation, direkt vor den bereits dekorierten Regalen für die Vorweihnachtszeit zu stehen, inklusive Schokoladenweihnachtsmännern, Adventkalendern und jeder Menge bunt verpacktem Baumbehang aus Schokolade und Nougat in Kugel-, Glocken- und Engelform. Diese Reize waren dermaßen unerwartet und stark, dass ich regelrecht spürte, wie mir unweigerlich das Wasser im Mund zusammenlief. Fast hätte ich noch zu sabbern begonnen wie mein Hund.

Was war die Lektion? Egal wie sehr wir uns Mühe geben und uns in Sicherheit wiegen: Der Teufel schläft nie ...

Und treffen wir auf ihn, hilft uns vielleicht die folgende Liste, unseren Konsum zu kontrollieren, uns bewusst zu machen, was da gerade in uns abläuft und wie wir der Versuchung widerstehen oder sie zumindest einigermaßen im Griff haben können.

Checkliste kontrollierter Konsum

- Welchen Suchtmitteln bin ich verfallen?
- Wie kann ich Gedanken an dieses Suchtmittel reduzieren?
- Was macht mir Lust darauf, und wie kann ich auslösende Faktoren vermeiden?
- Wie gehe ich mit unerwarteten Suchtmitteln um? Brauche ich diese Substanz wirklich?
- Bin ich mir der Folgen des Konsums bewusst?
- Wie ist meine Lebensqualität, wenn ich sie nicht konsumiere?
- Zahlt sich der Konsum für mich aus?
- Wie kann ich möglichst wenig davon konsumieren?
- Wie kann ich die Substanz möglichst selten konsumieren?

Punkt 5: Die Agnes in uns

Wir erleben an unserer Abteilung oft, wie sich das Leben unserer alkohol- und drogenabhängigen Patienten nach einem Entzug komplett zum Positiven verändert. Eine Sache fällt uns dabei immer wieder auf: Sie haben plötzlich sehr viel mehr Zeit! Denn in den meisten dieser schweren Fälle verwendeten sie vorher sehr viel Zeit für die Organisation der Drogen, deren Konsum und die folgende Beeinträchtigung. Ist der körperliche Entzug endlich geschafft, steht plötzlich sehr viel neue Freizeit zur Verfügung. Das kann zu einem großen Problem werden, weil sich viele Süchtige im Rahmen ihrer Abhängigkeit von ihrer Umgebung zurückgezogen, Kontakte abgebrochen und Freundschaften und Hobbys aufgegeben haben.

Ein großer Teil der Betreuung nach einem Entzug besteht deshalb darin, diese wiedergewonnene Zeit sinnvoll zu verwenden. Auf den Stationen lernen die Patienten in speziellen Therapien, mit dieser Zeit umzugehen und sie sinnvoll zu nützen, ohne ständig an den Konsum zu denken und *Craving* zu bekommen. Wir machen zum Beispiel Ergotherapie, haben eine eigene Werkstatt, eine Kochgruppe und auch eine Spielegruppe. Letztendlich geht es darum, sich wieder ein neues Leben aufzubauen, in dem für Suchtmittel kein Platz mehr ist.

Bei einer Abhängigkeit von hochverarbeiteten Lebensmitteln ist es dagegen meistens eher umgekehrt, denn ein Burger, Hotdog oder ein Fertiggericht zum Aufwärmen sind schnell gegessen. Menschen, die ihre

Ernährung verändern möchten, haben im Gegensatz zu unseren Alkohol- und Drogenpatienten oft das Gefühl, plötzlich viel weniger Zeit zur Verfügung zu haben. Auf einmal soll man komplizierte Einkäufe erledigen, Zutatenlisten lesen sowie alle Einkäufe und Mahlzeiten planen. Das kann, verglichen mit einer schnellen, hochverarbeiteten Mahlzeit, lästig und unangenehm erscheinen. Dabei gibt es unglaublich viele sehr einfache und gesunde Rezepte mit wenigen, natürlichen und unverarbeiteten Zutaten. Wie sehr wir uns manchmal selbst im Weg stehen, habe ich an einem krassen und nebenbei auch ziemlich amüsanten Beispiel erfahren, von dem ich jetzt erzählen möchte.

Importierte Leberwurst

Ich habe einmal eine Zeitlang in Paris gearbeitet. Dort lernte ich auf einem Schulfest eine sehr bizarre Person kennen. Ihr Name war Agnes, und sie war die Mutter einer Mitschülerin meiner Tochter. Sie kam ursprünglich aus Deutschland, lebte aber schon seit zwei Jahren in Paris, da ihr Ehemann als leitender Ingenieur in die dortige Niederlassung eines technischen Konzerns versetzt worden war.

»Die französische Küche ist so kompliziert, dass ich es gleich gar nicht probiere«, erklärte sie mir. »Diese ganzen Saucen und Marinaden, wie soll man das nur schaffen?« Wenn sie einmal französisch essen wollte, erzählte sie mir, gehe sie entweder in ein Restaurant oder hole sich fertig gekochte Speisen vom Feinkostladen in der Nähe der Schule. Manchmal kochte sie selbst, dann aber ausschließlich Gerichte aus dem deutschsprachigen Raum, die sie schon seit ihrer Kindheit kannte, wie Schweinsbraten mit Knödeln, Wiener Schnitzel, Mayonnaise-Salate oder Bratwürste mit Sauerkraut. Agnes setzte sogar ihre gewohnte deutsche »Brotzeit« in Paris fort und aß vormittags, nachdem sie ihre Tochter in die Schule gebracht hatte, bei sich zu Hause Wurstsemmeln oder Brote mit Leberstreichwurst.

Um diese in meinen Augen reichlich skurrilen Ernährungsgewohnheiten durchhalten zu können, machte sie regelmäßig Besuche in Deutschland. Dort füllte den Kofferraum mit unterschiedlichen Streichwürsten, Weißwürsten, süßem Senf, Leberkäse, tiefgekühlten Schweinshaxen und Speckknödeln sowie diversen Fertigpuddings, die sie ebenfalls seit ihrer Kindheit kannte. Das alles hörte sich für mich ziemlich seltsam an. Gehört man nicht gerade zur Pariser Crème de la Crème, kann man es sich wahrscheinlich schwer leisten, sich ausschließlich von den Speisen aus sündteuren Feinkostläden oder den Take-aways der edlen Pariser Restaurants zu ernähren. Auch die importierte deutsche Hausmannskost eignete sich meiner Meinung nach eher als Gag zwischendurch, würde eine vierköpfige Familie aber sicher nicht ewig versorgen können. Alles in allem also eine höchst bizarre Art, sich zu ernähren, und ich wollte mehr wissen. Letztendlich stellte sich im Laufe des Gesprächs heraus: Die meisten regelmäßigen Mahlzeiten von Agnes und ihrer Familie waren hochverarbeitete

Nahrungsmittel, die sie billig im Supermarkt kaufte und zu Hause nur noch erwärmte.

Schwarz und weiß

Was war hier los? Warum ernährte sich diese nicht gerade am Hungertuch nagende Frau derart ungesund? Für Agnes gab es nur schwarz und weiß, böse und gut. Schwarz waren die vielen hochverarbeiteten Produkte und Fertigprodukte, die sie in den gigantischen Supermärkten, den *Hypermarchés*, an der Peripherie von Paris einkaufte, und die neunzig Prozent ihrer Ernährung ausmachten. Weiß war für sie dagegen die feine französische Küche der Pariser Restaurants mit vielen Gängen und bester Weinbegleitung. Weiß waren auch die *Cassoulets*, die Eintöpfe, die Wildlasagne und die Quiches aus dem Feinkostladen gegenüber der Schule. Auch ihre geliebte deutsche Hausmannskost, die sie zu Hause stilgerecht auf aus Deutschland mitgebrachtem Porzellan servierte, war weiß.

Dazwischen gab es gar nichts. Keine Grautöne. Keine schnell zubereiteten, einfachen Gerichte aus wenigen, hochwertigen Zutaten. Ein Baguette mit Käse und Wein, Pasta mit Gemüse, ein griechischer Salat im Schwimmbad, Eierspeise morgens im Bett oder ein Apfelstrudel mit Vanillesauce – das wäre alles viel zu profan und minderwertig für sie. Denn Agnes hatte eine vorgefertigte Meinung zu allem und war auch nicht bereit, irgendetwas daran zu überdenken oder gar zu verändern. Sie war in sehr traditionellen Verhältnissen aufgewachsen, mit einem berufstätigen Vater und einer Hausfrau als Mutter, die jeden Tag traditionelles deutsches Essen für sie kochte. Das hatte sie für sich zum Ideal erhoben, konnte es aber selbst nicht umsetzen, da sie selbst, im Gegensatz zu ihrer Mutter, berufstätig war und noch dazu in Frankreich lebte.

Noch auf dem Heimweg vom Schulfest dachte ich darüber nach, wie sehr Agnes sich eigentlich selbst im Weg stand. Klar gab es komplizierte französische Saucen und Marinaden, wie wahrscheinlich in jedem Land, an die auch ich mich nicht herantraute. Aber daneben auch viele einfache, köstliche Gerichte. In meinen Augen steckte mehr hinter Agnes' verkrampftem Zugang zum Thema Essen: Sie legte sich die Latte sehr hoch, zu hoch. Indem nur die allerkompliziertesten Speisen für sie akzeptabel waren, raubte sie sich die Chance, richtig gute, einfache Gerichte zu essen. Diese waren ihr in ihrem verbohrten Schwarz-Weiß-Denken zu minderwertig.

Manchmal stehen wir uns selbst im Weg. Gesundes Essen muss nicht kompliziert sein. Mit ein paar einfachen, selbstgemachten Gerichten mit wenigen, unverfälschten Zutaten können wir schon ganz viel für unsere Gesundheit und unsere Figur tun.

Pseudo-Snob

Ich habe Agnes in den Jahren, die wir in Paris verbrachten, oft vor der Schule getroffen, aber ich habe sie nicht viel besser kennengelernt. Obwohl wir uns bequem auf Deutsch unterhalten konnten, haben wir uns nie an-

gefreundet. Agnes hat mir irgendwie immer Angst gemacht, denn sie war unglaublich streng mit sich selbst,
aber auch mit anderen. »Meine Kinder müssen jeden
Tag etwas Warmes essen«, hörte ich regelmäßig. Auch
wenn dieses Warme ein hochverarbeitetes Produkt war,
bestand sie darauf. Dabei ist ein kaltes Gericht aus frischen, natürlichen Zutaten, wie ein Salat, tausendmal
gesünder als ein warmes Fertiggericht.

Agnes machte sich vor, ein genießerischer Snob zu
sein, war aber in Wirklichkeit eher ein Pseudo-Snob, der
gelegentlich einmal in Restaurants aß oder in Feinkostläden einkaufte, in Wirklichkeit aber den Großteil ihrer
Einkäufe in den Tiefkühlabteilungen der *Hypermarchés*
absolvierte. Gerne erzählt sie auch, dass sie zu Hause
immer mehrere Gänge aßen, jedes Mal mit Stofftisch-
decken und zueinander passendem Geschirr. Dass viele
hochverarbeitete Substanzen dabei waren, störte sie anscheinend weniger. Wichtig war nur, dass es gut aussah.
Was aus ihr geworden ist und wie es ihr gesundheitlich
geht, weiß ich nicht. Aber ich wage zu bezweifeln, dass
sie irgendetwas an ihrer einseitigen Ernährung geändert
hat.

Wenn ich heute mit Menschen über Ernährung, über
Rezepte oder auch übers Abnehmen rede, höre ich immer wieder Agnes heraus. Ich glaube deshalb auch inzwischen, dass sehr viele von uns Agnes-Anteile in sich
haben. Diese können uns aber gewaltig schaden und uns
hemmen. Denn die Agnes in uns steht sich mit ihrem
Schwarz-Weiß-Denken gewaltig selbst im Weg.

*Schwarz–Weiß–Denken ist die Tendenz, die Dinge
extrem zu betrachten: Wir sind Versager oder Gewinner.
Ein Mensch ist gut oder böse. Ein bestimmtes Gericht ist
entweder schwarz oder weiß. Es gibt kein Grau, keine
Mitte, keinen Durchschnitt.*

Alles oder nichts?

In der Realität spielt sich das Leben hauptsächlich genau
zwischen diesen Extremen ab, in den Grautönen, den 50
Shades of Grey. Das ist für uns Menschen oft nicht einfach
zu verstehen, da es uns leichter fällt, in Kategorien zu
denken. In Österreich nennen wir diese Angewohnheit
Kastldenken, in Deutschland heißt es Kästchendenken.
Wir alle wollen, dass die Dinge einfach sind. Wir wollen Ordnung und Klarheit. Gut oder böse. Richtig oder
falsch. Erfolg oder Misserfolg.

Das Schwarz-Weiß-Denken ist letztendlich ein Versuch des Verstands, unsere komplexe Welt zu vereinfachen. Doch dadurch entstehen eine Menge Probleme.
Menschen, die im Schwarz-Weiß-Denken gefangen
sind, gehen entweder jeden Tag ins Fitnessstudio oder
geben es komplett auf. Statt gelegentlich einmal Sport
zu machen, gibt es nur alles oder nichts. Oder, wie Agnes: entweder das beste Essen in den Pariser Restaurants
oder billige Fertignahrung.

Schwarz-Weiß-Denken führt in der Folge oft zu negativen Gefühlen. Wir machen einen einmaligen Fehler
und schließen daraus, immer alles falsch zu machen.
Wir werden einmal respektlos behandelt und schließen

daraus, wertlos zu sein. Ein Rezept geht schief, und wir schließen daraus, dass wir nie lernen werden, gut zu kochen. Was also könnte die Agnes in uns sagen? Erkennen Sie sich in einer der folgenden Aussagen wieder? Vielleicht zeigen die Beispiele, wie absurd das radikale Schwarz-Weiß-Denken in Bezug auf Essen sein kann:

»Wenn ich zu Hause koche, schmeckt es sowieso nie so gut wie im Restaurant, also lass ich es lieber.«

»Nur eine Suppe oder ein Salat mit Baguette dazu, das ist doch kein Essen.«

»Sonntags muss man immer einen Kuchen zu Hause haben, auch wenn es nur einer aus dem Plastiksackerl vom Supermarkt ist.«

»Nudeln sind kein richtiges Essen. In Italien isst man Nudeln nur als Vorspeise.«

»Was, du machst einen bloßen Guglhupf ohne Glasur? Im Sacher-Kochbuch habe ich gelesen, dass der immer mit selbstgemachter Marmelade bestrichen gehört und dann mit Kuvertüre überzogen!«

»Wenn einem seine Freunde etwas bedeuten, muss man für sie schon ein mehrgängiges Menü kochen.«

»Ein Omelett, das ist ja kein vollständiges Essen.«

»Was, du hast Erdnüsse und Bananen als Abendessen gegessen? Bist du denn ein Affe? Warum machst du dir nicht eine ordentliche warme Mahlzeit?«

Anleitung zum Frust

Eine Freundin schwärmte einmal von einem venezianischen Kochbuch, das sie zu Weihnachten bekommen hatte. »Es ist wirklich wunderschön, mit ganz tollen Fotos vom Essen und von der Lagune«, erzählte sie. »Und die Autorin hat wahrscheinlich ein wirklich schönes Leben in Venedig. Aber wenn man dann so liest, wie selbstverständlich sie für ihre Familie zum Beispiel Kuchen oder frische Croissants in der Früh bäckt, fühlt man sich so richtig schlecht. Ich meine, wann steht die auf in der Früh, um das fürs Frühstück hinzubekommen? Ich kann mir auch kaum vorstellen, dass die selbstgemachten Ravioli wirklich so unkompliziert zu machen sind, dass man dabei im Dolce-&-Gabbana-Kleid in der Küche stehen kann. Frische Artischocken seien so einfach zu machen, schreibt sie, dass sie regelrecht Fastfood für sie sind. Alles soll sich angeblich im Handumdrehen auf den Tisch zaubern lassen. Irgendetwas mache ich falsch, denke ich mir jedes Mal, wenn ich das Buch anschaue. Oder dass ich meine Familie nicht genügend liebe, weil ich nicht fünf verschiedene Antipasti gleichzeitig serviere oder eine ohnehin schon komplizierte selbstgemachte Geburtstagstorte nicht auch noch mit frischen Bio-Rosen dekoriere. Und bei mir geht eigentlich gar nichts im Handumdrehen. Das Buch macht, obwohl es sehr schön anzuschauen ist, einem irgendwie immer ein schlechtes Gefühl. Es ist eigentlich ein richtiges Schlechtfühl-Buch.«

Diese Wirkung kenne ich gut, und ich musste beim Stichwort »Schlechtfühl-Buch« sofort an zwei Kochbücher einer französisch-chinesischen Bloggerin denken, die ich mir einmal bestellt habe: ebenso tolle Rezepte und vor allem wunderschöne Fotos von einem französischen Chateau voller antiker Möbel, Obstplantagen, viele Kinder in Designer-Kleidung von Dior, Jagdhunde in einem Bett mit weißer Spitzenbettwäsche, Gänsebraten auf antikem Porzellan und einer schneeweißen Tischdecke, große Blumensträuße, Kristallgläser, zehn Sorten Käse im Kühlschrank und Hunde neben dem Tisch, die weder betteln noch stehlen. Mitten in dieser Fantasiewelt steht die zierliche Bloggerin im mühelosen French Style, sieht aus wie Audrey Hepburn und kocht ganz entspannt im kleinen Schwarzen oder geblümten Etuikleid, während sich die acht Kinder und vierzehn Jagdhunde natürlich selbst beaufsichtigen.

Solche Kochbücher sind wunderschön, ästhetisch und sicherlich von hohem künstlerischem Wert. Aber letztendlich vergleichen sich viele Leserinnen unbewusst mit diesen Frauen, wodurch ein schlechtes Gefühl zurückbleiben kann. Viele Menschen schreiben in den Kommentaren zu den Blogs, welch große Inspiration diese Bücher doch angeblich seien, trotzdem lösen sie bei der Mehrzahl der Menschen eher negative Emotionen aus, wie Frust, Minderwertigkeitsgefühle, Gefühle der Unzulänglichkeit, Armutsgefühle und eine generelle Unzufriedenheit mit dem eigenen Leben. Denn diese Bücher legen die Latte unerreichbar hoch. Beschäftigen wir uns mit – objektiv gesehen – unrealistischen und fiktiven Idealen, erscheint uns die Realität immer unzureichend und minderwertig. Auch wenn sie in Wirklichkeit noch so gut ist. So perfekt wie auf den Bildern aus dem Chateau wird es niemals sein.

Die Agnes in uns liebt solche Bücher. Denn sie lassen uns entspannt und passiv ins Sofa zurücksinken. Kochen und Backen scheinen mehrstündige beziehungsweise mehrtägige Angelegenheiten zu sein, da lassen wir es doch lieber. Die Agnes in uns fühlt sich bestätigt: Kochen ist kompliziert, und gutes selbstgemachtes Essen so gut wie unerreichbar. Da ist es doch gleich besser, erst gar nicht damit anzufangen. Ich glaube, viele dieser »Schlecht-fühl-Bücher« und die unzähligen Kochsendungen im Fernsehen und die perfekt bebilderten Rezept-Blogs und Instagram-Posts haben dazu beigetragen, dass Essen für uns eine hochkomplizierte Sache geworden ist.

Die Welt der Foodblogger ist zu schön, um wahr zu sein.
Der ständige Vergleich stresst und kann dazu führen,
dass wir gar keine Lust mehr aufs Kochen haben. Wir
sollten uns immer wieder klarmachen, wie inszeniert und
gefälscht diese Bilder sind.

Hauptsache selbstgemacht

»Muss man denn wirklich kochen?«, fragte mich einmal eine Journalistin in einem Interview.

»Ja«, habe ich geantwortet. »Aber jeder kann kochen!«

Als Kochen gilt auch, sich eine einfache Pasta zu machen, ein Spiegelei, ein Omelett, gebratenen Reis, eine Gemüsesuppe oder einen Teller Polenta oder Couscous mit gegrilltem Fleisch oder Gemüse. Es muss nichts

Kompliziertes sein. Und um bei meinem Beispiel Agnes zu bleiben: Sogar in der berühmten französischen Küche ist vieles rustikal und einfach, wie die klassischen Bistro-Gerichte Beef Tatar, Salat mit warmem Ziegenkäse, Bratwürste mit Linsen, Steaks, Quiches und Crêpes. All das sind typisch französische und ziemlich schmackhafte Gerichte, die sehr einfach zuzubereiten sind und ohne komplizierte Saucen oder Marinaden auskommen.

Letztendlich geht es darum, sich nicht mehr von seiner vorgefertigten Meinung und der inneren Agnes leiten zu lassen und sich stattdessen ein bisschen umzusehen, die Augen offen zu halten und sein Spektrum zu erweitern. Wir brauchen keine Angst zu haben, etwas Neues oder Ungewohntes auszuprobieren.

Um sich eine Mahlzeit zuzubereiten, muss man nicht einmal kochen. Ein belegtes Brot – aus der Bäckerei und nicht aufgebacken – mit Käse oder Wurst oder ein schöner Salat mit Thunfisch oder Schafkäse können ebenso vollwertige Mahlzeiten sein. Für die Gesundheit viel entscheidender als die Temperatur ist sicher der Verarbeitungsgrad.

Eine meiner Freundinnen erzählte mir zum Beispiel, dass sie sich in der Vorweihnachtszeit vorwiegend von selbstgemachten Weihnachtskeksen ernährt. »Das ist, glaube ich, gar nicht so ungesund«, meinte sie. »Ich backe Kekse mit vielen Nüssen, Früchtebrote oder Kuchen mit Trockenfrüchten, Lebkuchen mit Roggenmehl und gutem Honig. Was soll daran schlimm sein? Dann trinke ich einen Milchkaffee oder Kakao dazu, also habe ich auch

noch Proteine. Ich finde, das ist ein gutes Abendessen.«
Warum nicht? Auch ein Brot mit Butter, Honig oder Marmelade kann eine vollwertige Mahlzeit sein, auch wenn unsere innere Agnes diese Mahlzeit eventuell abwertet.

Es tut uns allen gut, uns einmal eingehend mit der Agnes in uns zu beschäftigen, sie wahrzunehmen, uns mit ihren strengen Ansagen auseinanderzusetzen und diese zu korrigieren, wenn es sein muss. Dazu haben wir folgende Übung vorbereitet:

Nehmen Sie ein Blatt Papier, einen blauen oder schwarzen und einen roten Stift.

1. *Was sagt die Agnes in mir?*
   Schreiben Sie mit dem blauen oder schwarzen Stift eine klassische Ansage der Agnes in Ihnen auf, die Sie immer wieder hören und von der Sie vermutlich schon selbst genervt sind.

2. *Wie klingt die Korrektur?*
   Nun nehmen Sie den roten Stift und korrigieren die Aussage von Agnes. Arbeiten Sie mit diesem Buch. Benützen Sie die neuen Informationen, die Sie bislang gelesen und gelernt haben.

Zum Beispiel:

1. Die innere Agnes sagt: »Man muss jeden Tag etwas Warmes essen, das ist wichtig. Wenn keine Zeit ist, ist

es besser, etwas Schnelles zu machen, wie Fischstäbchen oder Nudeln mit einer Fertigsauce, als etwas Kaltes zu essen. Kalt essen ist schlecht für den Magen.«

2. Korrektur: »Was Agnes sagt, ist längst veralteter Unsinn aus dem vorigen Jahrhundert. Ob eine Mahlzeit warm oder kalt ist, ist vollkommen unwichtig. Das Einzige, was zählt, ist der Verarbeitungsgrad der enthaltenen Lebensmittel.«

Die gute Grauzone

Die große Gefahr liegt nämlich darin, dass uns diese Agnes-Gedanken automatisch in die Gasse der hochverarbeiteten Lebensmittel führen. Keine Zeit zu kochen, aber kaltes Essen ist böse? Dann eben Fertignahrung aus der Tiefkühltruhe. Oder wir verurteilen uns für Fehler scharf, wenn ein Gericht nicht so gelingt wie geplant, können den Misserfolg schlecht verkraften und beginnen an uns zu zweifeln. Das schadet natürlich dem Selbstwertgefühl. In der Folge versuchen wir etwas gar nicht, bevor es wieder misslingt, um uns vor eventuellen Misserfolgen zu schützen. Hochverarbeitete Lebensmittel scheinen die Rettung zu sein, so wird es uns ja schließlich auch in der Werbung suggeriert.

Anstatt die Lösung oder zumindest Trost bei essbaren Suchtmitteln zu suchen, ist es der viel bessere Weg, die Zubereitung einfacher Gerichte zu erlernen. Dafür überlegen wir erst einmal, worauf wir eigentlich Gusto haben. Dann starten wir einfach mal drauflos und probieren etwas aus. Wenn wir Lust auf ein Paprikahendl haben, suchen wir uns ein Rezept, das uns jemand empfohlen hat, oder ein realistisches mit wenigen Zutaten aus dem Internet. Wir kaufen uns gute Zutaten und versuchen es einfach. Ohne allzu große Ansprüche an uns selbst und ohne extremes Schwarz-Weiß-Denken, sondern eher mit der Erwartung, irgendwo in der Grauzone zu landen. Da kann es nämlich auch ziemlich gut schmecken.

»Wenn etwas nicht beim ersten Mal klappt, wie zum Beispiel letztens ein Germteig, vergeht mir gleich die Lust. Dann probiere ich es erst gar nicht mehr«, erzählte mir eine Kollegin. Solche Kommentare verwundern mich ehrlich gesagt. Denn wir brauchen uns nur zu erinnern, was wir in unserem Leben schon alles erlernt haben. Egal ob es Gehen, Essen mit Besteck, Fahrradfahren, Eislaufen oder Autofahren war, wir haben immer viele Versuche, viele Fehlschläge und viel Ausprobieren und Üben benötigt, um etwas Neues zu lernen. Je mehr Fehler, Rückschläge und Misserfolge wir durchmachen, desto mehr lernen wir. Erst durch das Üben finden wir heraus, was nicht funktioniert und was uns weiterbringt.

Wir kennen aus der Lernpsychologie auch die Lernkurventheorie. Diese zeigt, wie sich die Effizienz des Lernenden in einer Aufgabe im Laufe der Zeit verbessert, je häufiger der Lernende die Aufgabe erfüllt. Im unteren Teil steht die Anzahl der Versuche, senkrecht sehen wir die Steigerung der Leistung. (siehe Grafik).

Lernkurve

Lernaufwand (Anzahl der Versuche)

Wenn wir uns die Grafik einmal genauer ansehen, erkennen wir, wie steil die Kurve ansteigt. Beim ersten Versuch ist die Leistung gleich null. Das kennen wir alle. Nach zwanzig Versuchen sieht das Ergebnis gleich ganz anders aus. Wir sind auf dem richtigen Weg! Wird die Kurve flach, heißt das: Gratulation, du kannst es jetzt! Die Lernkurve sagt uns also: üben, üben, üben. Und es wird auch verständlich, wie logisch es ist, dass der Germteig meiner Kollegin beim ersten Mal gar nicht problemlos klappen konnte. Vielmehr wäre es wohl eher Glück, wenn es gleich beim ersten Mal funktioniert. Ein Kleinkind schnappt sich schließlich auch nicht sein erstes Fahrrad und fährt einfach drauflos, sondern es hat noch lange Phasen des Übens und viele Stürze vor sich, bis es irgendwann souverän fahren kann. Letztendlich geht es darum zu akzeptieren, dass jedes Lernen ein Prozess ist. Auch beim Kochen können wir nicht mit null Vorkenntnissen anfangen und dann erwarten, dass alles beim ersten Mal funktioniert.

Allerdings ist es auch wichtig, es uns möglichst einfach zu machen: Studien zeigen nämlich, dass Probanden, die sich an einer gewissen Anzahl unlösbarer Mathematik-Aufgaben versucht hatten, später auch einfache Aufgaben nicht mehr lösen konnten, weil sie irgendwann resignierten. Wir suchen uns daher für den Anfang am besten Rezepte, die klappen können, und keine unlösbaren Herausforderungen wie in der Mathematik-Studie. Wir fragen Freunde oder Familienangehörige nach Rezepten, die funktionieren. Wir probieren aus, ob wir aus einem Rezept eventuell am nächsten Tag ein zweites machen könnten. Gab es am Donnerstag gekochte Kartoffeln, dann gibt es vielleicht am nächsten Tag eine einfache Tortilla. Wir benützen simple Rezepte aus dem Internet, die vielfach erprobt und gut bewertet sind, und keine schicken Kreationen irgendeiner Bloggerin mit zehn passenden Weinen und fünfzehn Käseempfehlungen. Wir brauchen keine Rezepte, die ohnehin nur zum Anschauen taugen und entweder viel zu kompliziert sind oder ohnehin nicht funktionieren. Stattdessen wollen wir simples, bodenständiges Essen, mit wenigen Zutaten und allem, was die Saison gerade so Gutes zu bieten hat.

Perfektionismus bringt uns nicht weiter, und niemand muss ein Sternekoch sein, um sich gesund zu ernähren. Wir fragen uns, worauf wir Hunger haben, und wählen dann ganz einfache Rezepte mit wenigen Zutaten.

Punkt 6: Die Schutzphase

»Ich weiß nicht mehr, was ich machen soll. Ich kann nicht mehr aufhören«, klagte Tina, eine meiner ehemaligen Kolleginnen am Telefon. »Was ist denn passiert?«, wollte ich wissen, während ich in der Wohnung herumlief, verzweifelt mein Handy-Ladekabel suchte und nebenbei fast über unseren Hund stolperte. Tina ist eine begeisterte Leserin unserer Bücher und ein großer Fan unserer Theorien. Sie probiert bei ihrer Ernährung gerne immer wieder etwas Neues aus, zuletzt etwa den kontrollierten Konsum hochverarbeiteter Lebensmittel. Jetzt begann sie zu erzählen: »Es fing mit dem Adventkalender an. Du weißt ja, ich bin normalerweise nicht so der große Fan von Süßem. Aber ich war dermaßen gestresst, hatte so einen miesen Tag gehabt und bekam dann, obwohl ich eigentlich schon gegessen hatte, irgendwie plötzlich Lust auf etwas Süßes. Nur, es war leider nichts zu Hause.« Sie unterbrach kurz, ich hörte sie schlucken. »Erinnerst du dich noch an diesen Adventkalender, den mir meine Schwester zum Geburtstag geschenkt hat?«, fragte sie mich. »Ja, klar«, antwortete ich neidisch. Zu gut erinnerte ich mich schließlich an den wunderschönen

Adventkalender mit dem tollen Christkindlmarkt-Motiv inklusive beleuchtetem Christbaum, Karussell, einer schneeverschneiten Winterlandschaft, und vor allem, als absolutes Highlight, die über 300 Gramm an darin versteckten Pralinen.

Das Sucht-Teufelchen

»Dieses Riesending mit dem schönen Christkindlmarkt drauf. Was ist damit?«, fragte ich sie. »Ich konnte mich nicht mehr kontrollieren. Ich aß zuerst die Praline für den nächsten Tag. Das war zu wenig, das war eher appetitanregend, wie ein Aperitif. Deshalb aß ich dann gleich die Pralinen des nächsten und des übernächsten Tags. Irgendwann dachte ich mir, jetzt ist es eh schon egal, und habe daraufhin die ganzen restlichen Pralinen im Adventkalender einfach aufgefressen. Der schöne Adventkalender! Und das Schlimmste kommt noch: Das war keine einmalige Fressattacke. In den darauffolgenden Tagen ging das so weiter. Gleich am nächsten Tag fuhr ich nach der Arbeit zu McDonald's und aß gleich zwei Big-Mac-Menüs hintereinander. Und seither bin ich ständig am Essen. Immer denke ich, jetzt ist es eh schon egal, jetzt brauche ich mich eh nicht mehr zu kontrollieren, jetzt kann ich es mir gleich so richtig geben.«

Ich beruhigte sie: »Das bist nicht du. Es ist das Sucht-Teufelchen in dir, das dir das sagt.«

Die Stimme des süchtigen Anteils in unserem Gehirn bezeichnen wir nämlich auch in der Klinik gern als »Sucht-Teufelchen«. Das Sucht-Teufelchen ist die

Stimme in uns, die uns zum Konsum von Suchtmitteln verlocken und verführen will. Es ist die Stimme eines unabhängigen, selbstständigen, süchtigen Teils in unserem Gehirn. Dieses Sucht-Teufelchen hat mit unserem vernünftigen Verstand und unserem logischen Denken gar nichts zu tun und gehört in Wirklichkeit gar nicht zu unserer Persönlichkeit. Das Sucht-Teufelchen interessiert sich nur für den kurzfristigen Genuss. Es ist ein kleiner Einflüsterer in unserem Kopf, der uns manipulieren möchte. Die Stimme des Sucht-Teufelchens wirkt dabei freundlich und verführerisch, charismatisch und liebenswert. Es tut so, als ob es nur das Beste für uns im Sinn hätte.

Das Sucht-Teufelchen sagt, bezogen auf Essen, zum Beispiel gern Dinge wie:

»Jetzt ist es eh schon egal. Du hast jetzt schon genascht, jetzt kommt es auch nicht mehr darauf an, wenn du gleich alles aufisst.«

»Du hast so lange ohne durchgehalten, gönn dir endlich etwas!«

»Du kannst eh morgen wieder vernünftiger essen.«

»Endlich ist die Zeit der Enthaltsamkeit vorbei. Jetzt kannst du alles nachholen, was du dir in letzter Zeit verkniffen hast.«

»Siehst du, du schaffst es eh nicht lang, darauf zu verzichten. Jetzt hast du eh schon etwas davon gegessen, genieß es wenigstens! Aufhören kannst du ja später auch noch. Aber du weißt ja, wie schwer das dann ist. Also genieß jetzt einmal die Zeit, du hast es dir ja auch wirklich verdient.«

»Du bist den halben Tag im Einkaufscenter herumgelaufen. Tu dir nichts an, die Kalorien vom Burger hast du ja schon längst verbrannt.«

»Du kannst wirklich nicht ablehnen, wenn sie schon so nett ist und ein Topfentascherl mitbringt.«

»Das war ja klar, dass du das nicht schaffen wirst. Es hat ja auch gar keinen Sinn, auf die Schokolade zu verzichten, wenn es für dich so schwer ist. Quäl dich doch nicht so!«

»Kauf doch den Weihnachtsstollen im Supermarkt. Das gehört in der Vorweihnachtszeit einfach dazu!«

»Mach dir nicht so viele Gedanken.«

»Wenn du jetzt gleich alle Kekse aufisst, sind sie weg. Dann musst du nicht mehr über sie nachdenken und kannst dich wieder gesünder ernähren.«

Oder, bei Shird und mir besonders beliebt:

»Bald ist die Deadline für das Buch. Du hast viel Stress und musst jetzt durchhalten. Gönn dir doch was! Jetzt ist sicher nicht der richtige Zeitpunkt, um über Kalorien nachzudenken.«

Kein Kontakt

Bei Tina hatte das Sucht-Teufelchen eindeutig die Oberhand gewonnen, sie hatte jede Kontrolle über ihren Konsum verloren. Auch auf der Entzugsstation kommt es natürlich immer wieder vor, dass Patienten, die zum Entzug stationär aufgenommen sind, mit Alkohol oder illegalen Drogen rückfällig werden. Das kann zum Beispiel passieren, wenn sie Ausgang haben und für ein paar Stunden das Krankenhaus verlassen. In diesem Fall müssen sie in der Folge in die sogenannte Schutzphase.

Während der Schutzphase dürfen die Patienten für mindestens fünf Tage die Station nicht mehr verlassen und auch keine Besuche bekommen. Das hat den Sinn, die Patienten zu schützen, vor allem vor sich selbst. Wir lassen sie dabei im sicheren Umfeld der Entzugsstation, wo sie gar nicht in Kontakt mit Alkohol oder Drogen kommen können. In dieser Schutzphase geht es darum, Abstand zu nehmen von allem, was passiert ist, und, wenn möglich, das, was passiert ist, auszugleichen, um sich wieder etwas besser zu fühlen.

Nach ungefähr fünf Tagen ist dann in der Regel das allerschlimmste *Craving* nach Substanzen vorbei, die Patienten sind wieder etwas stabiler, und das sogenannte *Rückfallgeschehen* liegt inzwischen auch schon wieder etwas zurück. Dann können wir vorsichtig beginnen aufzuarbeiten, wie es zu dem Rückfall gekommen ist und wie sie sich in Zukunft besser davor schützen können.

Nach einem Rückfall kommen Alkoholiker und Drogen-süchtige bei uns in der Klinik in die sogenannte Schutzphase. Dort haben sie erst einmal keinen Kontakt mehr zu ihren Suchtmitteln und können sich erholen.

Der Schutzplan

Bei einer Abhängigkeit von hochverarbeiteten Lebensmitteln lässt sich eine Schutzphase, wie auf unserer Entzugsstation, natürlich nicht so einfach durchführen. Denn wir benötigen schließlich Nahrungsmittel zum Überleben. Wir können uns auch nicht zu Hause einsperren, um uns vor hochverarbeiteten Nahrungsmitteln zu schützen. Welche Möglichkeit gibt es also, da herauszukommen?

»Letztendlich sind diese hochverarbeiteten Lebensmittel, so gerne wir sie auch mögen, wirklich gefährliche Suchtmittel«, sagte ich tröstend zu Tina. »Du hast das wirklich toll gemacht mit dem kontrollierten Konsum. Aber diese Substanzen sind nun einmal gefährlich und haben ein sehr hohes Suchtpotenzial. Da ist es ganz klar, dass es irgendwann einmal zu einem Kontrollverlust kommt. Das ist nur eine Frage der Zeit. Entscheidend ist, wie wir damit umgehen.«

Wenn ich im Krankenhaus mit rückfälligen Patienten spreche, schlage ich ihnen oft vor, sich vorzustellen, man sei mit dem Auto aufs Bankett hinausgefahren. Wichtig ist es in dieser Situation nun, nicht auf dem Bankett zu verharren, sondern den Motor wieder zu starten, auf die Straße zurückzufahren und die Fahrt in die richtige Richtung aufzunehmen. Schamgefühle oder schlechtes Gewissen sind fehl am Platz, denn niemand verliert absichtlich die Kontrolle. Hochverarbeitete Lebensmittel sind nun einmal gefährliche Substanzen.

Im weiteren Verlauf des Gesprächs erzählte mir Tina, dass es für sie mehr oder weniger unmöglich wäre, die hochverarbeiteten Lebensmittel sanft zu reduzieren, ähnlich wie ein hochdosiertes Medikament. »Langsam reduzieren geht bei mir gar nicht«, meinte sie daraufhin. »Dann denke ich erst recht den ganzen Tag an Hotdogs und Burger und wie viel ich davon essen könnte. Ich brauche einen richtigen Cut, etwas Radikales.« Tina ist ein großer Tee-Fan, und das nahm sie als Ausgangspunkt für ihren ganz persönlichen Schutzplan. Nach einigem Überlegen kristallisierte sich heraus, wie Tinas Schutzphase in den ersten Tagen aussehen könnte: Sie würde sich mit diversen Detox-Tees »entgiften«, wie sie es selbst nannte. »Ich werde auch versuchen, mich etwas zurückzuziehen«, meinte sie. »Ich kaufe viel Obst, Gemüse und Reis ein und werde die Einkaufsstraßen eher meiden. Vielleicht besorge ich mir in der Bücherei ein paar schöne Architektur- und Lifestyle-Bildbände. Ich könnte auch in die Sauna gehen. Es sollte schon ein Cut sein, ein Bruch irgendwie, zu der Phase, in der ich jetzt war.«

Eine gute Idee. Allerdings ist dieser Plan nur Tinas ganz persönliche Schutzphase und soll auf keinen Fall eine allgemeine Empfehlung sein. Für viele Menschen kann es auch zu belastend sein, komplett mit ihrem Suchtmittel aufzuhören. Wenn wir auf etwas gar nicht verzichten können, ist es besser, wir lassen es zu. Sonst würden wir nur wieder dem Sucht-Teufelchen eine Chance geben, das uns erneut zu völlig unkontrolliertem Konsum verlocken möchte. Da ist es besser, wir lassen gleich eine kleinere Dosis unseres Lieblingssuchtmittels zu, wie wir es beim kontrollierten Konsum ohnehin machen.

So geht es auch Alexander, einem meiner Freunde, der mir erzählt: »Wenn ich gar nichts mehr essen darf, was ich mag, schaffe ich es erst recht nicht. Denn wenn ich einmal so richtig in diesem Daueressen stecke, denke ich ständig, dass ich diese Ess-Phase noch so richtig auskosten und genießen möchte. Und dass ich nicht wieder in eine Phase hineinwill, wo ich ständig nachdenken muss, ob ich jetzt überhaupt noch Fastfood essen darf oder nicht.« Kennen Sie das?

Ich erinnere mich an eine Patientin, die an unserer Abteilung eigentlich einen Alkoholentzug machte. Es handelte sich um eine junge, sehr ehrgeizige und leistungsorientierte Patientin, die schon als Jugendliche Hochleistungssport betrieben hatte. Entgegen ärztlichen Anratens wollte sie es unbedingt erzwingen, neben dem Alkoholentzug mit dem Rauchen aufzuhören und noch dazu gleichzeitig eine Diät zu beginnen. Wir hatten keine Chance, sie zu stoppen. Sie dosierte sich ihre Nikotinpflaster selbst und hatte sich dafür ein schriftliches Reduktionsschema zurechtgelegt. Ebenso dokumentierte sie jeden Bissen ihrer Nahrung genau und ging nach den Therapien in unserer Abteilung noch ins Fitnessstudio. Am Ende brach sie plötzlich die Therapie ab, weil sie mit allen drei Substanzen gleichzeitig rückfällig geworden war. Es war ihr verständlicherweise alles zu viel geworden. Diese Patientin ist viel zu streng mit sich gewesen und hat dadurch dem Sucht-Teufelchen die Chance gegeben, sich in allem durchzusetzen.

Die Frage, wie wir unseren eigenen Schutzplan gestalten könnten, ist also eine sehr individuelle. Auf keinen Fall sollte uns die Schutzphase in irgendeiner Weise stressen oder Angst machen. Stattdessen sollten wir fürsorglich mit uns umgehen und uns liebevoll beschützen, statt uns selbst fertigzumachen.

Auf jeden Fall sollte das Sucht-Teufelchen keine Chance bekommen. Sollten wir die Kontrolle über den Konsum trotzdem einmal komplett verlieren, würden wir empfehlen, in sich zu gehen und folgende Checkliste zu durchdenken:

Checkliste für die Schutzphase:

1. Mein Körper

Wie geht es mir jetzt? Wie fühle ich mich?

Was sagt mein gesundes Ich eigentlich zu dem, was jetzt passiert?

Wie geht es meinem Körper? Wie fühlt sich mein Körper an?

Habe ich Schmerzen?

Fühle ich mich stark oder schwach?

Aufgedunsen?

Wie geht es meiner Verdauung?

2. Meine Psyche

Wie könnte ich mich jetzt am besten schützen?

Gibt es eine Möglichkeit, mich zurückzuziehen?

Was könnte ich mir jetzt Gutes tun, damit sich mein Körper von den vielen hochverarbeiteten Lebensmitteln erholen kann?

3. **Meine Ernährung**
   Welche Lebensmittel könnten mich jetzt nähren, mir Vitamine, Nährstoffe und Kraft geben?
   Wie könnte ich das, was ich in letzter Zeit gegessen habe, ausgleichen?

4. **Mein Umfeld**
   Gibt es Menschen, die mich jetzt unterstützen könnten?
   Wer gibt mir Kraft?
   Wer ist weniger hilfreich für mich?

5. **Meine Zukunft**
   Wie bin ich eigentlich in die Situation gekommen, in der ich jetzt bin?
   Könnte ich vorbeugend etwas anders machen, damit es nicht wieder so weit kommt?

Dem Sucht-Teufelchen die Macht entziehen

Die letzte Frage unserer Checkliste wirft den Gedanken auf, wie es nach der Schutzphase für uns weitergehen könnte. Denn wenn wir einmal die Kontrolle verloren haben, stellt sich danach immer die Frage, was die Folge daraus sein könnte. Gibt es für uns vielleicht eine andere, bessere Möglichkeit, mit der Sucht nach bestimmten hochverarbeiteten Lebensmitteln umzugehen?

Manche Menschen können mit gewissen Suchtmitteln gar nicht umgehen. Dann ist es wirklich besser und auch viel einfacher und klarer, ganz darauf zu verzichten. Allerdings müssen wir uns immer bewusst sein, dass Rückfälle charakteristisch für Suchterkrankungen sind. Unser Ziel in der Suchtbehandlung ist es daher nicht, gar keine Rückfälle zu haben, sondern so wenige wie möglich. Wäre der freiwillige Verzicht so einfach, würde es sich schließlich gar nicht um eine Suchterkrankung handeln. Wir sollten uns daher bewusst machen, dass uns das Sucht-Teufelchen am besten in einer schwachen Phase erwischen kann, zum Beispiel nach einem mühsamen Tag in der Arbeit, nach einem Streit mit dem Partner, oder weil ein geplantes Projekt scheitert.

Aber auch das Gegenteil kann zum Rückfall führen. Eventuell geht es uns gerade richtig gut, wir möchten den schönen Moment noch toppen und werden gerade dadurch anfällig für den Konsum von Suchtmitteln. Denn wenn man einmal ein süchtiges Verhalten entwickelt hat, muss man sich vorstellen, dass dieses Sucht-Teufelchen immer in uns präsent ist. Es wird jederzeit bereit sein, uns zu verlocken, wieder etwas zu konsumieren. Wichtig ist deshalb, sich bewusst zu machen, dass es immer zu Rückfällen kommen kann. Wir versuchen aber, dass diese möglichst selten auftreten und möglichst kurz sind.

Manchen Menschen ist hingegen klar, dass sie auf bestimmte hochverarbeitete Substanzen mit hohem Suchtpotenzial nicht verzichten möchten, wie Nuss-Nougat-Creme, die große 300-Gramm-Tafel Schokolade, eine ganz bestimmte Sorte Chips oder Fastfood an einem gewissen Tag in der Woche. Alleine der Versuch, länger darauf zu verzichten, wäre für diese Menschen unmöglich. Dann ist es besser, die Königsdisziplin anzuwenden: den kontrollierten Konsum. Damit entziehen wir dem Sucht-Teufelchen die Macht. Denn wenn ohnehin klar ist, dass Abstinenz von Suchtmitteln uns nicht dauerhaft gelingt, kann uns das Sucht-Teufelchen auch nicht vorwerfen, gescheitert zu sein. Wir sollten also auch nicht zu hart mit uns sein. Denn das schlechte Gefühl, gescheitert zu sein, birgt in sich eine große Gefahr: Der Rückfall wird jetzt erst so richtig angeheizt. Es tauchen trotzige »Jetzt ist es eh schon egal«-Gedanken auf, und wir bleiben richtig lang und intensiv im kompletten Kontrollverlust.

Wir sollten ehrlich mit uns sein und uns genau überlegen, welche Strategie jetzt besser passt. Oft ist gerade eine solche Phase nach einem Kontrollverlust besonders dafür geeignet, offen gegenüber sich selbst zu sein und sich anzuschauen, ob der bisherige Plan noch der richtige ist, oder ob wir etwas anderes versuchen sollten.

Wenn wir verstanden haben, was genau uns zu Junk Food greifen lässt, können wir uns besser wehren. Damit rauben wir dem Sucht-Teufelchen die Macht und übernehmen selbst mehr und mehr die Kontrolle.

Was uns motiviert

Am Ende eines Buchs, wenn es also gerade im Fertigwerden ist, stellen Shird und ich uns jedes Mal dieselbe Frage, die auch immer wieder von unseren Familien und Freunden kommt: Warum tun wir uns das eigentlich an?

Nach dem, was ich in den letzten Jahren so mitbekommen habe, haben sehr viele Menschen eine ziemlich idyllische und romantische Vorstellung davon, was es bedeutet, ein Buch zu verfassen. Viele glauben, wir sitzen dabei in gemütlichen Cafés oder philosophieren zwischen Rauchschwaden und halbleeren Weingläsern. Oder, noch besser, wir schreiben gar in Südfrankreich mit Sonnenhut im Lavendelfeld. Ich bekomme wahrscheinlich unter anderem aus diesem Grund regelmäßig Angebote von Menschen, »gemeinsam ein Buch zu machen«, oft zu Themen, die mit mir und meiner Spezialisierung eigentlich gar nichts zu tun haben, wie Beziehungen, juristische Fragen oder Reisen in andere Länder. Anscheinend dürfte es für viele sehr reizvoll und in Gedanken ein schöner Zeitvertreib sein, ein Buch zu schreiben. In Wirklichkeit ist, zumindest bei uns, absolut nichts Idyllisches dabei, ein Manuskript zu verfassen. Ganz im Gegenteil ist es mit viel Stress, endlosen Recherchen, vielen Litern Kaffee und kiloweise Schokolade verbunden. Dazu kommen noch geistige Verwirrtheit inklusive verlorenen Schlüsseln und Handys, vorm Supermarkt vergessenen Hunden, mit wissenschaftlichen Artikeln vollgestopfte Wohnungen und im Dauerstress verkohlten Espressokochern. Und nicht zu vergessen auch die Rückenschmerzen, ganzkörperlichen Verspannungen und vielen genervten Angehörigen.

Warum wir uns das trotzdem antun? Weil es Themen gibt, die uns am Herzen liegen, und wir wirklich das Bedürfnis haben, Informationen weiterzugeben und Menschen damit zu helfen. Wir haben uns bisher bereits mit neurologischen Hintergründen von Übergewicht beschäftigt, mit Suchtmechanismen und wie man mit *Craving* umgeht. In den letzten Jahren rücken nun immer mehr hochverarbeitete Lebensmittel ins Zentrum des allgemeinen wissenschaftlichen Interesses, welche inzwischen weltweit als die Hauptursache für Übergewicht angesehen werden. Denn in den publizierten Studien hat sich zunehmend herauskristallisiert, dass der einzige Faktor von Lebensmitteln, der relevant für unsere Gesundheit ist, deren Verarbeitungszustand ist. Erst jetzt zeigt sich immer deutlicher, wie schädlich, gesundheitsgefährdend und süchtig machend diese Substanzen wirklich sind. Erst jetzt verstehen wir, wie stark auch ihre Auswirkung auf das weltweit massiv steigende Übergewicht ist. Shird und ich sehen uns ein wenig als wissenschaftliches Sprachrohr: Wir versuchen, diese neuen Erkenntnisse auf verständliche Art an möglichst viele Menschen weiterzugeben. Durch unsere Erfahrung als Suchtmediziner können wir nicht nur das Problem benennen, sondern zusätzlich auch Lösungsstrategien anbieten.

Bei mir kommen noch meine Erlebnisse in den USA dazu. Seit ich dort gewesen bin und die schrecklichen

Lebensmittelzustände am eigenen Leib erlebt habe, ist mein Bedürfnis, vor dieser Schreckensvision zu warnen, noch viel größer. Diese toxischen Zustände dürfen bei uns nie Realität werden. Wir müssen uns informieren und bewusst konsumieren, damit wir nicht auch bald alle mit einem Körpergewicht von 250 Kilogramm auf Elektromobilen durch die Gefrierabteilungen gigantischer Supermärkte rollen, um noch mehr hochverarbeitete Lebensmittel einzukaufen.

Die Zustände in den USA waren meine größte
Motivation für dieses Buch. So unnatürlich,
hochverarbeitet und ungesund darf unsere
Ernährung niemals werden.

Die Lügen der Industrie

Ich habe einmal einen Artikel über einen Schriftsteller gelesen, der erzählte, für ihn sei Schreiben nichts Angenehmes. Er sei jedes Mal froh, wenn er mit einem Buch fertig sei. Aber er spüre einen so starken inneren Drang, Geschichten zu erzählen, dass er einfach nicht anders könne als zu schreiben, bis diese sozusagen »aus ihm draußen« seien. Das können wir sehr gut nachvollziehen, weil es bei uns sehr ähnlich ist: Wir lesen wissenschaftliche Artikel, beschäftigen uns mit Sucht und Ernährungsfragen und können dann nicht wirklich ruhen, bevor wir nicht das gute Gefühl haben, diese wichtigen Informationen auch verbreitet und an möglichst viele Menschen weitergegeben zu haben, um ihnen damit zu helfen.

Letztendlich sind Ernährung und Gewichtsfragen Themen, die uns das ganze Leben lang beschäftigen. Ein Buch darüber kann daher nie genug sein, denn es gibt ständig neue Studien und Erkenntnisse. Bei der enormen Fülle an Informationen, die in Internet, Fernsehen und Presse auf uns einprasseln, ist es gar nicht leicht, die hilfreichen und wissenschaftlich fundierten für uns herauszufiltern. Oft fühlen wir uns wie in einem Dschungel und sind nur noch verwirrt. Leider verbreitet die milliardenschwere Lebensmittelindustrie noch dazu ganz bewusst Lügen, um uns zum Konsum ungesunder Dinge zu verführen. Sie schreibt »bio«, »zuckerfrei«, »fettreduziert« oder »High Protein« auf die bunten Verpackungen ihrer hochverarbeiteten Produkte und führt uns damit in die Irre. Denn sie sind und bleiben leider hochverarbeitete Lebensmittel mit all den Problemen, die wir im Buch beschrieben haben.

Wenn wir dann nach dem Verzehr weiter hungrig sind oder *Craving* entwickeln, so wird uns von der Lebensmittelindustrie auch noch eingeredet, dass wir selbst und unser überbordender Appetit daran schuld seien. Wenn wir die Produkte gegessen haben, was ja das Ziel des ganzen Marketingzirkus ist, dann hatten wir eben einfach zu wenig Selbstkontrolle. Dazu kommt noch ein perfider Trick: In der Nährwerttabelle auf der Verpackung stehen die Werte für eine bestimmte Serving Size, also die angeblich normale Größe einer Portion. Allerdings ist die meistens viel zu winzig bemessen, um auch wirklich satt zu machen. Die Industrie suggeriert uns damit, wir seien selbst schuld, weil wir mehr als diese Portionsgröße gegessen haben.

Und die Mini-Portionen sind nur ein Werkzeug aus der industriellen Trickkiste. Ein weiteres, vielleicht das schlimmste, ist der extrem hohe Suchtfaktor. Es werden Millionen in die Forschung und das sogenannte *Food Design* investiert, um die Produkte unwiderstehlich zu machen. Von gesund war nie die Rede. Das perfekte industrielle *Food Design* hat auch den Effekt, dass für uns in der Folge ursprüngliche Lebensmittel irgendwann nur noch fahl und geschmacklos erscheinen. Weil die Nahrungsmittelindustrie natürlich ganz und gar kein Interesse hat, uns über ihre Tricks zu informieren, bleibt es letztlich in der Verantwortung der Medizin und der Medien, die Menschen über die Schattenseiten hochverarbeiteter Lebensmittel zu informieren.

Perfektes Food Design und irreführende Beschriftungen machen hochverarbeitete Lebensmittel zu gefährlichen Suchtmitteln.
Was uns rettet? Unabhängige Informationen.

Mobben wir die Gruppe 4!

Die Lebensmittelindustrie verschleiert die in diesem Buch beschriebenen Tatsachen schon lange und versucht, die Verantwortung auf uns Konsumenten abzuschieben. Wir sollen also selbst schuld sein an unserem Übergewicht, weil wir zu viel essen, und, vor allem, weil wir keinen Sport machen. Angeblich können wir essen, was wir wollen, wenn wir uns nur genug bewegen. Das ist allerdings nur die halbe Wahrheit, denn es spielt sehr wohl eine Rolle, was wir nach dem Sporteln in uns hineinstopfen. Wir müssen all das, was uns die Lebensmittelindustrie da weismachen will, nicht akzeptieren. Wir sollten lernen, mit diesen Lebensmitteln umzugehen und für uns herausfinden, was uns wirklich wichtig ist, und auch, worauf wir gut und gerne verzichten können.

Wie immer ist es eine Frage der Dosis. Wenn wir allerdings nur hochverarbeitete Lebensmittel essen, dann wird das wohl zumeist nicht ohne negative Konsequenzen bleiben, auch wenn diese oft nicht sofort spürbar oder sichtbar sind. Langfristig und in größeren Mengen machen sie uns definitiv krank. Wenn wir uns dagegen bewusst und selten für solche Produkte entscheiden und sonst versuchen, die nicht oder nur wenig verarbeiteten Lebensmittel der NOVA-Kategorie 1 bis 3 zu essen, werden wir keine Probleme zu erwarten haben, außer vielleicht ein gelegentliches *Craving*.

Wir wollen diese Lebensmittel auch nicht komplett verdammen, denn was wäre eine Welt ohne Schokocreme, Schokolade oder Chips? Wir müssen nur wissen, worauf wir uns einlassen, und selbst entscheiden, was wir in unserem Leben haben wollen und in welcher Form. Das ist die in diesem Buch beschriebene Königsdisziplin des kontrollierten Konsums. Dass dieser Weg nicht einfach ist, da wir täglich mit Verlockungen konfrontiert sind, ist eine Tatsache. Gehen wir in die Falle und nehmen dabei unweigerlich zu, um dann mit schlechtem Gewissen die 32. Diät zu machen, kommt es zum bekannten Jojo-Effekt. Im Laufe der Zeit werden wir nur weiter zunehmen und dadurch immer frustrierter.

Auch die Königsdisziplin kommt leider nicht ganz ohne Disziplin aus. Aber sie macht es möglich, je nachdem, was das Ziel ist, nicht weiter zuzunehmen oder abzunehmen. Vielleicht hilft es, sich an meine Reise nach Apulien zu erinnern, die ich in den ersten Kapiteln beschrieben habe. Oder Sie erinnern sich an Ihren eigenen Urlaub im Süden. Die mediterrane Siesta, die dortige Leichtigkeit, die gesunden, gemüselastigen Gerichte und die Genussfreude können uns inspirieren. Denn das mediterrane Essen entspricht in vielen Punkten den Empfehlungen der Wissenschaft. Und es enthält dabei zumeist kaum hochverarbeitete Lebensmittel.

Forscher auf der ganzen Welt, die sich mit Ernährung und Sucht befassen, fordern eine bessere Kennzeichnung hochverarbeiteter, süchtig machender Lebensmittel, da diese ganz ähnliche gesundheitliche Schäden anrichten wie der Konsum von Tabak. Wir können uns dem nur anschließen und glauben auch, die Gesundheitspolitik sollte sich für eine Kennzeichnungspflicht von Lebensmitteln gemäß der NOVA-Klassifikation entscheiden. Lebensmittel der NOVA-Gruppe 4 sollten sichtbarer gemacht werden. Wir sollten sie ausgrenzen und mobben! Das wäre sicher viel sinnvoller, als die längst veralteten und überflüssigen Kalorienangaben, den Protein- und Fettgehalt auf Lebensmittel zu drucken, die niemand braucht und die eher verwirrend und irreführend sind.

Und auch, wenn Lebensmittel (noch) nicht mit NOVA 1, 2, 3 oder 4 gekennzeichnet sind, sind wir überzeugt: Jeder kann es schaffen, die Lebensmittel der jeweiligen Gruppe zuzuordnen, wenn er sich ein bisschen mit diesem Buch auseinandergesetzt hat. Die sechs Punkte des Entzugs können helfen, mit dem Suchtverhalten umzugehen, das diese giftigen Substanzen ausgelöst haben.

Wenn wir Lebensmittel der Gruppe 4 weglassen, ernähren wir uns sehr gesund. Aber es geht auch ohne kompletten Verzicht, der für viele unrealistisch ist. Es gilt: je weniger, desto besser.

Love, Peace & good Food

Zu guter Letzt dürfen wir aber auch nicht vergessen, in welch glücklicher Lage wir uns in Europa befinden. Auf Bauernmärkten, in Geschäften und Supermärkten können wir alle Lebensmittel der NOVA-Gruppen 1 bis 3 kaufen, noch dazu oft regional, bio und in guter Qualität. Wir müssen keinen winzigen, verstaubten Käse in der letzten Ecke des Supermarkt-Kühlregals in Apothekendosierungen suchen, wie ich es auf Hawaii erleben musste.

Unser Obst und Gemüse sind zum Glück (noch) nicht gentechnisch manipuliert, sondern haben Geschmack und sind naturbelassen. Unser grüner Salat muss nicht in einer Badewanne voll »*Farmers Dressing*« aus der Fabrik ertränkt werden, um überhaupt essbar zu sein, weil er sonst nach absolut nichts schmecken würde. Wir finden überall frische Zutaten wie Eier und Mascarpone für ein himmlisches, echtes Tiramisu und müssen nicht zwischen einer blauen und einer giftgrünen »Tiramisu-Torte« wählen, wie ich sie in den USA in einem Supermarkt gesehen habe.

Wir bekommen Grundnahrungsmittel, die nicht vor künstlichen Aromen und anderen Zusatzstoffen strotzen. Es gibt hier echte Milch und keine entfettete, aromatisierte, die so durchsichtig ist wie Blutplasma. Es gibt überall tollen, echten italienischen Kaffee und nicht nur abscheuliche Kaffeeersatzgetränke mit künstlichem Vanille-, Kokos-, Marille- oder Kürbis-Zimt-Geschmack. Innerhalb eines doch sehr großen Spektrums können wir wählen, und für dieses Privileg sollten wir wahrscheinlich dankbar sein. Auch wenn natürliche Nahrung selbstverständlich sein sollte.

Shird und ich hoffen jedenfalls, etwas dazu beitragen zu können, dass die Gewichtsentwicklung nicht weiter in Richtung der aktuellen Situation in den USA geht. Hoffentlich bewegen wir uns vielmehr in Richtung eines natürlicheren und gesünderen Essverhaltens. Slowfood statt Fastfood. Selbst zubereitet statt aufgewärmt. Küche statt Fabrik. Frisch statt verpackt. Genuss statt Frust.

Jetzt, während ich die letzten Sätze dieses Buchs schreibe, muss ich wieder an jene Woodstock-Doku denken, mit all den schlanken, gesund und fit aussehenden Menschen. Was ist seitdem passiert? Was hat uns krank und dick gemacht? Schuld sind, das ist hoffentlich in diesem Buch klar geworden, die gefährlichen, bunt verpackten Suchtmittel aus dem Supermarkt. Wenn wir auf sie verzichten, oder sie zumindest immer öfter weglassen, können wir uns wieder gesund, glücklich und frei fühlen, wie die damaligen Woodstocker Festivalgäste.

Love, Peace and good Food.

Zeit für einen Entzug.

Anhang

Tagebuch

Monat: _____   **NR:** _____

1. Woche	Montag	Dienstag	Mittwoch	Donnerstag	Freitag	Samstag	Sonntag
Konsum							
Craving							
Schlaf insgesamt:							
Dauer							
Träume	JA ☐ NEIN ☐	JA ☐ NEIN ☐	JA ☐ NEIN ☐	JA ☐ NEIN ☐	JA ☐ NEIN ☐	JA ☐ NEIN ☐	JA ☐ NEIN ☐
Erholsam							

2. Woche	Montag	Dienstag	Mittwoch	Donnerstag	Freitag	Samstag	Sonntag
Konsum							
Craving							
Schlaf insgesamt:							
Dauer							
Träume	JA ☐ NEIN ☐	JA ☐ NEIN ☐	JA ☐ NEIN ☐	JA ☐ NEIN ☐	JA ☐ NEIN ☐	JA ☐ NEIN ☐	JA ☐ NEIN ☐
Erholsam							

Monat:

Tagebuch NR:

3. Woche	Montag	Dienstag	Mittwoch	Donnerstag	Freitag	Samstag	Sonntag
Konsum							
Craving							
Schlaf insgesamt:	☐☐☐	☐☐☐	☐☐☐	☐☐☐	☐☐☐	☐☐☐	☐☐☐
Dauer	☐☐☐	☐☐☐	☐☐☐	☐☐☐	☐☐☐	☐☐☐	☐☐☐
Träume	JA ☐ NEIN ☐	JA ☐ NEIN ☐	JA ☐ NEIN ☐	JA ☐ NEIN ☐	JA ☐ NEIN ☐	JA ☐ NEIN ☐	JA ☐ NEIN ☐
Erholsam	☐☐☐	☐☐☐	☐☐☐	☐☐☐	☐☐☐	☐☐☐	☐☐☐

4. Woche	Montag	Dienstag	Mittwoch	Donnerstag	Freitag	Samstag	Sonntag
Konsum							
Craving							
Schlaf insgesamt:	☐☐☐	☐☐☐	☐☐☐	☐☐☐	☐☐☐	☐☐☐	☐☐☐
Dauer	☐☐☐	☐☐☐	☐☐☐	☐☐☐	☐☐☐	☐☐☐	☐☐☐
Träume	JA ☐ NEIN ☐	JA ☐ NEIN ☐	JA ☐ NEIN ☐	JA ☐ NEIN ☐	JA ☐ NEIN ☐	JA ☐ NEIN ☐	JA ☐ NEIN ☐
Erholsam	☐☐☐	☐☐☐	☐☐☐	☐☐☐	☐☐☐	☐☐☐	☐☐☐

Monat:

Tagebuch   NR:

5. Woche	Montag	Dienstag	Mittwoch	Donnerstag	Freitag	Samstag	Sonntag
Konsum							
Craving							
Schlaf insgesamt:							
Dauer							
Träume	JA ☐ NEIN ☐	JA ☐ NEIN ☐	JA ☐ NEIN ☐	JA ☐ NEIN ☐	JA ☐ NEIN ☐	JA ☐ NEIN ☐	JA ☐ NEIN ☐
Erholsam							